Kohlhammer

Publikationen der Deutschen Krankenhausgesellschaft

Musterverträge der DKG

Herausgegeben von der Deutschen Krankenhausgesellschaft e. V., Berlin

Eine Übersicht aller lieferbaren und im Buchhandel angekündigten Bände der Reihe finden Sie unter:

 https://shop.kohlhammer.de/dkg-publikationen.html

Haftungsausschluss:

Die in den Musterverträgen „Beratungs- und Formulierungshilfe Chefarztvertrag" dargestellten Muster sind als Formulierungshilfen bei der Vertragsgestaltung gedacht. Sie bilden die wesentlichen Regelungsgegenstände ab, erheben jedoch keinen Anspruch auf Vollständigkeit und ersetzen keine individuelle rechtliche Beratung. Ferner können sie als allgemein formulierte Muster nicht die konkreten Sachverhaltskonstellationen des jeweiligen Einzelfalles abbilden, sondern sind an die spezifischen Anforderungen des jeweiligen Krankenhausträgers anzupassen, wobei auch landesrechtliche bzw. kirchliche Besonderheiten zu berücksichtigen sein können. Insofern übernehmen die Deutsche Krankenhausgesellschaft und die W. Kohlhammer GmbH keine Haftung für die Anwendung der Musterverträge.

Deutsche Krankenhausgesellschaft e.V. (Hrsg.)

Beratungs- und Formulierungshilfe Chefarztvertrag

12., überarbeitete Auflage

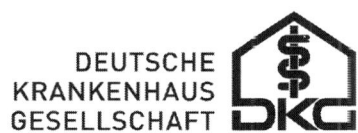

Verlag W. Kohlhammer

Dieses Werk einschließlich aller seiner Teile ist urheberrechtlich geschützt. Jede Verwendung außerhalb der engen Grenzen des Urheberrechts ist ohne Zustimmung des Verlags unzulässig und strafbar. Das gilt insbesondere für Vervielfältigungen, Übersetzungen, Mikroverfilmungen und für die Einspeicherung und Verarbeitung in elektronischen Systemen.

Die Wiedergabe von Warenbezeichnungen, Handelsnamen und sonstigen Kennzeichen in diesem Buch berechtigt nicht zu der Annahme, dass diese von jedermann frei benutzt werden dürfen. Vielmehr kann es sich auch dann um eingetragene Warenzeichen oder sonstige geschützte Kennzeichen handeln, wenn sie nicht eigens als solche gekennzeichnet sind.

Es konnten nicht alle Rechtsinhaber von Abbildungen ermittelt werden. Sollte dem Verlag gegenüber der Nachweis der Rechtsinhaberschaft geführt werden, wird das branchenübliche Honorar nachträglich gezahlt.

Dieses Werk enthält Hinweise/Links zu externen Websites Dritter, auf deren Inhalt der Verlag keinen Einfluss hat und die der Haftung der jeweiligen Seitenanbieter oder -betreiber unterliegen. Zum Zeitpunkt der Verlinkung wurden die externen Websites auf mögliche Rechtsverstöße überprüft und dabei keine Rechtsverletzung festgestellt. Ohne konkrete Hinweise auf eine solche Rechtsverletzung ist eine permanente inhaltliche Kontrolle der verlinkten Seiten nicht zumutbar. Sollten jedoch Rechtsverletzungen bekannt werden, werden die betroffenen externen Links soweit möglich unverzüglich entfernt.

12., überarbeitete Auflage 2023

Alle Rechte vorbehalten
© W. Kohlhammer GmbH, Stuttgart

Urheber des Werkes:
Deutsche Krankenhausgesellschaft e.V.
Wegelystr. 3, 10623 Berlin
Verantwortlich: Geschäftsbereich Z – Rechtsabteilung
Tel. +49 30 39 801-0
Fax +49 30 39 801-3000
www.dkgev.de

Print:
ISBN 978-3-17-042442-5

Download-Produkt:
pdf/word: Bestellnummer: 978-3-00-580022-6

Gesamtherstellung: W. Kohlhammer GmbH, Stuttgart

Inhalt

Vorwort zur 12. Auflage VII

**Beratungs- und Formulierungshilfe für die
Erstellung eines Dienstvertrages sowie eines Nutzungsvertrages
mit einem leitenden Arzt (Chefarzt)** 1

Dienstvertrag 1
Anmerkungen 16

Nebentätigkeitserlaubnis 33
Anmerkungen 35

Nutzungsverträge 37
I. Vorbemerkung 37
II. Nutzungsentgelt nach einem Vomhundertsatz der
    Liquidationseinnahmen und ggf. DKG-NT Band I 39
Anmerkungen 46

Anlagen zu den Nutzungsverträgen 49
Anlage 1: Erhebung der Inanspruchnahme 49
Anlage 2: Kostenberechnung 51

Vorwort zur 12. Auflage

Die erneute Aktualisierung der DKG-Broschüre „Beratungs- und Formulierungshilfe Chefarztvertrag" ist einigen wenigen Änderungen geschuldet, die zwischenzeitlich durch Gesetzesänderungen oder neuere Rechtsprechung erforderlich wurden. So ist beispielsweise das Nachweisgesetz durch Gesetz vom 20.07.2022 geändert worden, was zu Änderungen in § 8 Abs. 1 und 4 sowie § 17 Abs. 2 und 3 des Dienstvertragsmusters führte. Auch war aufgrund der neueren Rechtsprechung des Bundesarbeitsgerichts eine Anpassung des § 19 des Dienstvertragsmusters (Ausschlussfrist und sonstige Bestimmungen) erforderlich.

Neben diesen Änderungen wurde auch auf den Abdruck des Nutzungsvertrages mit der Berechnung des Nutzungsentgeltes nach Kostenrechnung verzichtet, da diese Gestaltungsvariante in der Praxis keine große Relevanz mehr hat.

Die an der Erarbeitung der 12. Auflage Beteiligten gehen davon aus, dass die Broschüre wie bisher Eingang in die Praxis findet und den Benutzer bei der Erstellung von Chefarztverträgen unterstützt.

Allen Personen, die an der Weiterentwicklung der Broschüre mitgewirkt haben, möchte ich meinen herzlichen Dank aussprechen.

(Gerald Gaß)
Vorstandsvorsitzender
der Deutschen Krankenhausgesellschaft

Hinweis:

Um eine bessere Lesbarkeit des Vertragsmusters zu erreichen, sind die angebotenen Alternativen sowie wichtige Hinweise durch graue Schattierungen hervorgehoben (z.B. § 4 Abs. 2).

Sofern einzelne Paragraphen komplett alternativ gefasst sind, ist dies durch gesonderte Hinweise vor dem Text verdeutlicht.

Dienstvertrag

> **Beratungs- und Formulierungshilfe
> für die Erstellung eines Dienstvertrages
> sowie eines Nutzungsvertrages
> mit einem leitenden Arzt (Chefarzt)[1]**

Dienstvertrag[2]

zwischen

_____

vertreten durch _____ (Krankenhausträger),

und

Herrn/Frau Dr. med. _____ in _____ (Arzt/Ärztin)[3].

§ 1
Dienstverhältnis

(1) Herr/Frau Dr. med. _____, geb. am _____, in _____
Facharzt/Fachärztin für _____
wohnhaft in _____
wird mit Wirkung vom _____ als leitende (r) Arzt/Ärztin der
_____ *[Benennung von Organisationseinheit/Fachbereich/Abteilung]*[4]
des _____ Krankenhauses in _____ angestellt.[5]

(2) Das Dienstverhältnis ist bürgerlich-rechtlicher Natur. Neben den Regelungen dieses Vertrages finden auf das Dienstverhältnis die vom Krankenhausträger erlassenen Satzungen, Dienstanweisungen und die Hausordnung Anwendung; es gilt die jeweils gültige Fassung.[6]

(3) Im Interesse der Erfüllung seiner Aufgaben verpflichtet sich der Arzt, in der Nähe des Krankenhauses zu wohnen.[7]

Beratungs- und Formulierungshilfe Chefarztvertrag

§ 2
Stellung des Arztes[8]

(1) Der Arzt ist verantwortlicher Leiter der _____ Abteilung.

Er führt die Dienstbezeichnung _____

Dienstvorgesetzter des Arztes ist der _____ [9]

(2) Der Arzt ist an die Weisungen des Krankenhausträgers[10] und des Leitenden Arztes des Krankenhauses gebunden.[11] Seine ärztliche Verantwortung bei der Diagnostik und Therapie bleibt hiervon unberührt. Er ist zur Zusammenarbeit mit dem Krankenhausträger, den leitenden Abteilungsärzten und Belegärzten, dem Verwaltungsleiter und dem Leiter des Pflegedienstes verpflichtet. Der Krankenhausträger wird den Arzt vor wichtigen Entscheidungen, die seinen Aufgabenbereich betreffen, hören (z.B. Kooperationen mit niedergelassenen Ärzten).[12]

§ 3
Wirtschaftlichkeitsgebot

(1) Der Arzt ist bei der Behandlung der Patienten im Rahmen des ärztlich Notwendigen zu zweckmäßigem, wirtschaftlichem und sparsamem Umgang mit den zur Verfügung stehenden Mitteln des Krankenhauses verpflichtet. Er ist dabei in gleichem Maße für einen entsprechenden Mitteleinsatz durch die Ärzte und die anderen Mitarbeiter seiner Abteilung verantwortlich.

(2) Nach Anhörung des Arztes wird ein internes abteilungsbezogenes Budget erstellt. Der Arzt hat für die Erreichung und Einhaltung des gemäß dieser Vorgabe definierten Leistungsrahmens und der damit verbundenen Erträge sowie die Einhaltung der zur Verfügung gestellten Ressourcen zu sorgen. Der Arzt wird regelmäßig über die Entwicklungen im Pflegesatzzeitraum informiert.[13]

(3) Über die Einführung neuer diagnostischer und therapeutischer Untersuchungs- und Behandlungsmethoden bzw. Maßnahmen, die Mehrkosten verursachen, hat der Arzt Einvernehmen mit dem Krankenhausträger herbeizuführen, soweit nicht die medizinische Notwendigkeit in Einzelfällen solche Maßnahmen oder Methoden unabdingbar macht.

(4) Der Arzt hat die Richtlinien des Krankenhausträgers, der Arzneimittelkommission sowie der sonstigen vom Krankenhausträger eingerichteten Kommissionen zu beachten.

Dienstvertrag

§ 4
Dienstaufgaben

(1) Dem Arzt obliegt die Führung und fachliche Leitung seiner Abteilung.[14]
Er ist insoweit für die medizinische Versorgung der Patienten, den geordneten Dienstbetrieb und die allgemeine Hygiene verantwortlich und hat nach Maßgabe der vom Krankenhausträger bestimmten Aufgabenstellung und Zielsetzung des Krankenhauses und seiner Abteilung alle ärztlichen Tätigkeiten zu besorgen. Hierfür hat er dem Krankenhausträger seine gesamte Arbeitskraft zur Verfügung zu stellen. Zu den Dienstaufgaben gehören insbesondere folgende Aufgaben:

1. Die Behandlung aller Patienten seiner Abteilung im Rahmen der Krankenhausleistungen;

2. die Untersuchung und Mitbehandlung der Patienten sowie die Beratung der Ärzte anderer Abteilungen des Krankenhauses einschließlich der Belegabteilungen, soweit sein Fachgebiet berührt wird[15];

3. die nichtstationäre Untersuchung und Behandlung von Patienten anderer Leistungserbringer und Einrichtungen, auch fremder Träger, soweit die Untersuchung und Behandlung auf deren Veranlassung in seiner Abteilung oder, nach vertraglicher Vereinbarung des Krankenhausträgers, in den Räumlichkeiten der fremden Träger erfolgt, ferner die Untersuchung und Befunderhebung der von anderen Leistungserbringern und Einrichtungen eingesandten Materialien oder Präparaten von Patienten dieser Einrichtungen;

4. die ambulante Behandlung in Notfällen;

5. die nichtstationäre Gutachtertätigkeit;

6. die Erbringung von Institutsleistungen im ambulanten Bereich[16] sowie die ambulante Beratung und Behandlung von Selbstzahlern (Privatsprechstunde) und die ambulante Beratung und Behandlung von Patienten der gesetzlichen Krankenversicherung und sonstiger Kostenträger aufgrund einer persönlichen Ermächtigung (z.B. § 116 SGB V, D-Arzt-Verfahren etc.); der Arzt ist zur notwendigen Mitwirkung zur Erlangung einer entsprechenden Zulassung verpflichtet;

7. die Vornahme der Leichenschau und die Ausstellung der Todesbescheinigungen bei Todesfällen in seiner Abteilung;

8. die Teilnahme an und Durchführung von klinischen Arzneimittelprüfungen, Anwendungsbeobachtungen sowie Medizinproduktestudien.[17]

Beratungs- und Formulierungshilfe Chefarztvertrag

(2) **1. Alternative:**

Der Arzt hat organisatorisch den Bereitschaftsdienst und die Rufbereitschaft in seiner Abteilung sicherzustellen. Der Arzt ist verpflichtet, an der Rufbereitschaft seiner Abteilung turnusgemäß im Wechsel mit den übrigen hierfür vorgesehenen Fachärzten seiner Abteilung teilzunehmen.[18]

(2) **2. Alternative:**

Der Arzt hat organisatorisch den Bereitschaftsdienst und die Rufbereitschaft in seiner Abteilung sicherzustellen. Für den Fall, dass die Zahl der nachgeordneten Fachärzte der Abteilung, gleich aus welchem Grund (Krankheit, Urlaub, Personalmangel etc.), nicht ausreicht, um die Rufbereitschaft unter Einhaltung der arbeits- und tarifvertraglichen sowie gesetzlichen Vorschriften jederzeit zu gewährleisten, ist der Chefarzt dazu verpflichtet, am Rufbereitschaftsdienst turnusgemäß mit den übrigen hierfür vorgesehenen Fachärzten seiner Abteilung teilzunehmen.[18]

(3) In der Verantwortung für seine Abteilung hat der Arzt auf eine nach Maßgabe der Budgetplanung des Krankenhauses anzustrebende Belegung (z.B. nach Belegungs- bzw. Berechnungstagen oder Fallzahlen/Casemix)[19] unter Berücksichtigung des Wirtschaftlichkeitsgebots hinzuwirken.[20] Hierzu wird er geeignete Maßnahmen, z.B. Vorkehrungen für eine reibungslose Ablauforganisation in seiner Abteilung, kollegiale Kontakte zu niedergelassenen Ärzten, Vorträge, Informationsveranstaltungen für Patienten und Angehörige etc. ergreifen. Berufsrechtliche Regelungen bleiben unberührt.

(4) Dem Arzt obliegt weiter,
1. sich an den Qualitätssicherungsmaßnahmen des Krankenhausträgers zu beteiligen,
2. die notwendigen Visiten bei allen Patienten seiner Abteilung persönlich durchzuführen;
3. die den Patienten gegenüber bestehenden Aufklärungspflichten zu erfüllen, dabei die vom Krankenhausträger erlassenen Dienstanweisungen[21] sowie die von der Rechtsprechung entwickelten Grundsätze zu beachten und die Ärzte seiner Abteilung über die Aufklärungspflichten zu belehren;
4. Patienten, die entgegen ärztlichem Rat ihre Entlassung aus der stationären Versorgung verlangen, darüber zu belehren, dass das Krankenhaus für die daraus entstehenden Folgen nicht haftet.

Die Belehrungen nach Nr. 3 und 4 sind in den Krankenunterlagen zu vermerken.[22]

§ 5
Weitere Dienstaufgaben

(1) Der Arzt hat alle ärztlichen Anordnungen und Maßnahmen zu treffen, zu unterstützen oder – soweit der Krankenhausträger zuständig ist – anzuregen, die einen ordnungsgemäßen Betrieb des Krankenhauses im Allgemeinen und seiner Abteilung im Besonderen gewährleisten. In seinem ärztlichen Aufgabenbereich hat er auch für die Beachtung der Hausordnung zu sorgen.

(2) Zu den Aufgaben des Arztes gehört es auch, die ärztlicher Anzeige- und Meldepflichten[23] zu erfüllen, die für den ärztlichen Bereich erlassenen Vorschriften, Dienstanweisungen und Anordnungen einzuhalten sowie deren Durchführung im Bereich seiner Abteilung sicherzustellen.

(3) Auf Verlangen des Krankenhausträgers oder der Krankenhausleitung hat der Arzt

1. an den Sitzungen des _____ und des _____ [24] als Sachverständiger teilzunehmen;
2. in Gremien[25] mitzuwirken;
3. die Aufgaben des Leitenden Arztes des Krankenhauses wahrzunehmen.

(4) Im Rahmen seines Fachgebietes hat der Arzt ferner

1. den Krankenhausträger in allen ärztlichen Angelegenheiten zu beraten;
2. die ärztlichen und nichtärztlichen Mitarbeiter des Krankenhauses unter Beachtung der einschlägigen Regelungen, z.B. des Gemeinsamen Bundesausschusses[26], aus-, weiter- und fortzubilden, insbesondere den ärztlichen Unterricht an einer Aus- und Weiterbildungsstätte für nichtärztliche Berufe des Gesundheitswesens zu erteilen;
3. an der Ausbildung von Studierenden der Medizin nach Maßgabe der Vorschriften der Approbationsordnung für Ärzte und der zwischen dem Krankenhausträger und dem Land _____ / der Universität _____ getroffenen Vereinbarungen in der jeweils gültigen Fassung mitzuwirken und ggf. einen Lehrauftrag der Universität anzunehmen;
4. über den Gesundheitszustand der im Krankenhaus tätigen Personen[27] oder von Personen, die sich um eine Anstellung beim Krankenhaus bewerben[27], ärztliche Zeugnisse und gutachterliche Äußerungen zu erstatten;
5. die in Gesetzen, Verordnungen oder anderen Rechtsnormen, Unfallverhütungsvorschriften, Dienstanweisungen usw. vorgeschriebenen regelmäßigen Untersuchungen der im Krankenhaus tätigen Personen[28] vorzunehmen und hierüber die erforderlichen Aufzeichnungen zu machen;

Beratungs- und Formulierungshilfe Chefarztvertrag

6. an der Organisation des Rettungsdienstes nach Maßgabe bestehender Regelungen (z.B. Rettungsdienstgesetze der Länder) und der zwischen dem Träger des Rettungsdienstes und dem Krankenhausträger getroffenen Vereinbarungen mitzuwirken, insbesondere auch den am Rettungsdienst teilnehmenden Ärzten die für die notärztliche Versorgung erforderlichen besonderen Kenntnisse und Fertigkeiten zu vermitteln;

7. alle sonstigen ärztlichen Tätigkeiten, soweit sie dem Arzt zugemutet werden können, zu besorgen.

§ 6
Durchführung der Dienstaufgaben

(1) Im Rahmen der Besorgung seiner Dienstaufgaben überträgt der Arzt, soweit nicht die Art oder die Schwere der Krankheit oder die Voraussetzungen der Ermächtigung oder Zulassung[29] sein persönliches Tätigwerden erfordern, den ärztlichen Mitarbeitern – entsprechend ihrem beruflichen Bildungsstand, ihren Fähigkeiten und Erfahrungen – bestimmte Tätigkeitsbereiche oder Einzelaufgaben zur selbständigen Erledigung. Die Gesamtverantwortung des Arztes wird hierdurch nicht eingeschränkt.

(2) Vom Krankenhaus vereinbarte gesondert berechenbare wahlärztliche Leistungen erbringt der Arzt nach Maßgabe der GOÄ[30] in der jeweils gültigen Fassung. Diese Aufgaben übernimmt bei vorhersehbarer Abwesenheit der mit dem Patienten individuell vereinbarte Vertreter des Arztes, in den übrigen Fällen der Verhinderung sein ständiger ärztlicher Vertreter.[31]

(3) Der Arzt hat die Rechte und Pflichten anderer leitender Ärzte und der Belegärzte zu beachten. Er hat das Recht und die Pflicht, andere leitende Ärzte des Krankenhauses, Belegärzte, Ärzte und Einrichtungen außerhalb des Krankenhauses, mit denen vertragliche Beziehungen bestehen, zur Beratung, Untersuchung oder Mitbehandlung beizuziehen, soweit dies erforderlich ist. Die Einschaltung anderer Ärzte und Einrichtungen außerhalb des Krankenhauses soll nur in Ausnahmefällen erfolgen.

(4) Unbeschadet des allgemeinen Weisungsrechts des Krankenhausträgers wird der Arzt ermächtigt, im Rahmen seiner Dienstaufgaben über Aufnahme, Beurlaubung und Entlassung von Patienten innerhalb seiner Abteilung zu entscheiden.

(5) Die mit den Dienstaufgaben zusammenhängenden ärztlichen Leistungen sind – soweit möglich – ausschließlich im Krankenhaus mit dessen Geräten und Einrichtungen zu bewirken; dies gilt nicht für Hilfeleistungen in Notfällen, die außerhalb des Krankenhauses erbracht werden müssen.

(6) Der Arzt ist verpflichtet, vorübergehend freie Betten seiner Abteilung bei Bedarf den übrigen leitenden Abteilungsärzten und den Belegärzten zur

vorübergehenden Belegung zu überlassen, soweit gesetzliche Vorschriften oder zwingende medizinische Bedenken nicht entgegenstehen. Wegen der Benutzung von Räumen und Einrichtungen des Krankenhauses, die auch den Zwecken anderer Abteilungen dienen, hat er sich mit den anderen Krankenhausärzten kollegial zu verständigen.

(7) Der Arzt hat dafür zu sorgen, dass für jeden Patienten eine Krankengeschichte geführt wird.

Mit der Anfertigung der Krankengeschichte geht diese in das Eigentum des Krankenhausträgers über, der sie unter Sicherung der ärztlichen Schweigepflicht und unter Beachtung der Datenschutzbestimmungen aufbewahrt. Dies gilt auch für die Krankengeschichten von Patienten der Ambulanzen des Krankenhauses. Der Arzt hat jederzeit Zugang zu den für die Patienten seiner Abteilung geführten Krankengeschichten; dies gilt auch für die Zeit nach seinem Ausscheiden, wenn der Arzt ein berechtigtes Interesse nachweist, sofern datenschutzrechtliche Bestimmungen dem nicht entgegenstehen.

Krankengeschichten und ihre Anlagen (auch als Mikrofilme, CDs oder auf sonstigen Datenträgern etc.) dürfen aus den Räumen des Krankenhauses nicht entfernt[32] werden. Falls die Entfernung aus zwingenden Gründen nicht zu vermeiden ist, z.B. im Fall der gerichtlichen Beschlagnahme, sind vor der Herausgabe Kopien anzufertigen.[33]

Abschriften, Auszüge und Kopien von Krankengeschichten dürfen nur an Berechtigte und nur mit Zustimmung des Arztes oder seines Nachfolgers herausgegeben werden; der Zustimmung des Arztes bedarf es nicht, wenn für den Krankenhausträger eine Rechtspflicht zur Herausgabe besteht.

Bei Untersuchungen oder Behandlungen von Patienten in anderen Abteilungen des Krankenhauses hat der Arzt seine Aufzeichnungen dem Leitenden Arzt der anderen Abteilung zur Vereinigung mit der von diesem geführten Krankengeschichte zu übergeben.

Die vorstehenden Regelungen für Krankengeschichten gelten sinngemäß für Röntgenaufnahmen, Elektrokardiogramme oder ähnliche Aufzeichnungen. Abweichende gesetzliche Regelungen bleiben unberührt.

(8) Soweit der Krankenhausträger zur Erhebung seiner Entgelte, zur Erstellung der Kosten- und Leistungsrechnung, zur Diagnosenstatistik, für allgemeine statistische Zwecke o.ä. Angaben über die vom Arzt selbst oder von den nachgeordneten Ärzten oder sonstigen Mitarbeitern bewirkten ärztlichen Leistungen oder Krankenhaussachleistungen braucht, ist der Arzt verpflichtet, der Krankenhausverwaltung alle Angaben zu machen. Dies gilt insbesondere auch für Angaben über die in Betracht kommenden Leistungsziffern der Gebührenordnung für Ärzte (GOÄ), des Einheitlichen Bewertungsmaßstabes (EBM), des Krankenhaustarifs (DKG-NT) sowie für Angaben von Verschlüsselungen gemäß

International Classification of Diseases (ICD) und Operationen- und Prozedurenschlüssel (OPS), die zur Erhebung der Daten benötigt werden.

Der Arzt ist insbesondere für eine richtige und vollständige Kodierung und Dokumentation der für die Eingruppierung in einem deutschen DRG- oder PEPP-System erforderlichen Diagnosen und Prozeduren nach Maßgabe der jeweils gültigen Deutschen Kodierrichtlinien verantwortlich. Er hat der Krankenhausverwaltung alle erforderlichen Unterlagen zur Verfügung zu stellen.

Die ärztliche Schweigepflicht und die Vorschriften über den Datenschutz bleiben unberührt.

(9) Vorkommnisse von erheblicher oder grundsätzlicher Bedeutung, insbesondere auch Untersuchungen der Polizei oder der Staatsanwaltschaft, potenzielle Haftungsfälle, auftretende Schwierigkeiten oder Missstände in seiner Abteilung hat der Arzt unverzüglich dem Dienstvorgesetzten – in ärztlichen Angelegenheiten über den Leitenden Arzt des Krankenhauses, im Übrigen auch über die Krankenhausleitung – mitzuteilen.

Eine Korrespondenz mit Behörden, Versicherungen, Krankenkassen, MDK, Anspruchstellern, Presse und Rundfunk etc. findet ausschließlich über die Krankenhausleitung statt.

(10) Bei der Durchführung der Dienstaufgaben hat der Arzt zu beachten, dass für sämtliche wirtschaftliche Angelegenheiten des Krankenhauses ausschließlich die Krankenhausleitung zuständig ist. Sie vertritt das Krankenhaus rechtlich gegenüber Dritten, gibt alle Bestellungen auf, tätigt alle Einkäufe und schließt alle Verträge für das Krankenhaus ab.[34]

§ 7
Mitwirkung in Personalangelegenheiten[35]

(1) Bei der Vorbereitung des Stellenplans für den ärztlichen und medizinisch-technischen Dienst seiner Abteilung erhält der Arzt Gelegenheit zur Stellungnahme.

(2) Bei der Einstellung, Umsetzung, Versetzung, Abordnung, Beurlaubung oder Entlassung der nachgeordneten Ärzte seiner Abteilung hat der Arzt das Recht, Vorschläge zu unterbreiten. Vor entsprechenden Maßnahmen bei Mitarbeitern der Abteilung im medizinisch-technischen Dienst, bei Pflegepersonen in herausgehobener Stellung[36] sowie bei Schreibkräften für den Arzt wird der Arzt gehört.[37]

(3) Der Arzt hat in ärztlichen Angelegenheiten das Weisungsrecht gegenüber den Mitarbeitern seiner Abteilung; die Befugnisse des Leitenden Arztes des Krankenhauses, des Leiters des Pflegedienstes und des Verwaltungsleiters in ihren Aufgabenbereichen bleiben unberührt.

(4) Bei der Diensteinteilung und bei der Zuweisung von Aufgaben und Tätigkeiten an Ärzte und nichtärztliche Mitarbeiter hat der Arzt – bei Krankenpflegepersonen

im Benehmen mit dem Leiter des Pflegedienstes – den beruflichen Bildungsstand der Mitarbeiter, die Arbeits-, Aus- und Weiterbildungsverträge des Krankenhausträgers mit den Mitarbeitern sowie Vermittlungs- oder Gestellungsverträge des Krankenhausträgers mit Schwesternschaften, Mutterhäusern u.ä. zu beachten. Der Arzt hat insbesondere dafür zu sorgen, dass die einzel- oder tarifvertraglich vereinbarten Arbeitszeiten der Ärzte und nichtärztlichen Mitarbeiter seiner Abteilung eingehalten werden.[38]

(5) Personen, die vom Krankenhausträger weder angestellt noch von ihm zu einer beruflichen Bildungsmaßnahme zugelassen sind, dürfen vom Arzt im Krankenhaus nicht beschäftigt oder aus-, weiter- und fortgebildet werden. Ausnahmen bedürfen der vorherigen schriftlichen Zustimmung des Dienstvorgesetzten.

(6) Zeugnisse für nachgeordnete Ärzte der Abteilung, für die medizinisch-technischen und physiotherapeutischen Mitarbeiter der Abteilung sowie für die Arztschreibkräfte der Abteilung werden vom Krankenhausträger unter Verwendung einer vom Arzt abzugebenden fachlichen Beurteilung ausgestellt. Die fachliche Beurteilung und das Arbeitszeugnis werden in einer Urkunde zusammengefasst.[39]

(7) Zeugnisse für nachgeordnete Ärzte im Rahmen der Gebietsarztweiterbildung oder Zeugnisse und Bescheinigungen, die sich ausschließlich mit der ärztlich-wissenschaftlichen Qualifikation befassen, stellt der Arzt aus. Sie sind vor ihrer Aushändigung dem Krankenhausträger zur Kenntnis vorzulegen; die Krankenhausverwaltung erhält für die Personalakte eine Mehrfertigung der Zeugnisse und Bescheinigungen.

§ 8
Vergütung

(1) Der Arzt erhält für seine Tätigkeit im dienstlichen Aufgabenbereich eine feste Jahresvergütung[40] in Höhe von _____ Euro brutto, die in zwölf gleichen Teilen jeweils bis zum 15. für den laufenden Monat auf ein von ihm benanntes Konto überwiesen wird. Nach Ablauf von _____ Jahren kann über eine Anpassung der festen Vergütung unter Berücksichtigung der allgemeinen Lohn- und Gehaltsentwicklung neu verhandelt werden. Als Orientierungsmaßstab dient dabei die Entwicklung des _____ .[41]

(2) Der Arzt erhält ferner eine variable Vergütung, die sich wie folgt zusammensetzt.[42]

    a) Eine Beteiligung an den Einnahmen des Krankenhausträgers aus der gesonderten Berechnung wahlärztlicher Leistungen seiner Abteilung durch das Krankenhaus in Höhe von ____ v.H. der Bruttoliquidationseinnahmen,

Beratungs- und Formulierungshilfe Chefarztvertrag

b) eine Beteiligung an den Einnahmen des Krankenhausträgers für die Gutachten seiner Abteilung bei Aufnahme zur Begutachtung, soweit die gesonderte Berechnung einer Vergütung für das Gutachten zulässig ist, in Höhe von ___ v.H. der Bruttoliquidationseinnahmen,

c) eine Beteiligung an den Einnahmen des Krankenhausträgers aus dem Bereich folgender ambulanten Leistungen seiner Abteilung:

- Ermächtigungsleistungen in Höhe von ___ v.H. der Bruttoliquidationseinnahmen,
- Privatsprechstunde in Höhe von ___ v.H. der Bruttoliquidationseinnahmen,
- nichtstationäre Gutachtertätigkeit in Höhe von ___ v.H. der Bruttoliquidationseinnahmen,
- in Höhe von ___ v.H. der Bruttoliquidationseinnahmen,
- in Höhe von ___ v.H. der Bruttoliquidationseinnahmen,
- in Höhe von ___ v.H. der Bruttoliquidationseinnahmen,

d) eine Beteiligung an den Einnahmen des Krankenhausträgers aus der Durchführung von klinischen Arzneimittelprüfungen, Anwendungsbeobachtungen und Medizinprodukteprüfungen seiner Abteilung in Höhe von ___ v.H. der Bruttoliquidationseinnahmen.

Bruttoliquidationseinnahmen sind die Summe der tatsächlichen Zahlungseingänge beim Krankenhausträger oder bei Dritten abzüglich etwaiger Umsatzsteueranteile (z.B. bei der Erbringung medizinisch nicht indizierter Leistungen oder der Erstellung nicht stationärer Gutachten etc.).[43]

(3) Neben der Vergütung nach den voranstehenden Absätzen können der Krankenhausträger und der Arzt in einer Zielvereinbarung Eckpunkte festlegen, bei deren Erreichen der Arzt einen zusätzlichen variablen Bonus erhält. Nähere Einzelheiten werden in der Zielvereinbarung[44] festgelegt.

Gegenstände der Zielvereinbarungen können insbesondere sein:

- Zielgrößen für Sach- und Personalkosten seiner Abteilung,
- Einführung neuer Behandlungsmethoden[45],
- Maßnahmen und Ergebnisse der Qualitätssicherung[46],
- Inanspruchnahme nichtärztlicher Wahlleistungen,
- Beteiligung an Strukturmaßnahmen[47]
- sonstige leistungsorientierte Regelungen, die sich nicht auf Einzelleistungen nach Art und Menge beziehen.[48]

(4) Abrechnungszeitraum für die variable Vergütung nach Absatz 2 ist das Kalenderjahr. Bis zum Vorliegen der für die Erstellung der Schlussabrechnung erforderlichen Daten leistet das Krankenhaus monatliche Abschlagszahlungen in Höhe des voraussichtlichen Monatsbetrages.[49] Diese Zahlungen sind bis zum 15. des Folgemonats fällig und werden auf das nach Absatz 1 benannte Konto überwiesen. Überzahlungen werden unmittelbar nach ihrer Feststellung mit den nächsten Zahlungen verrechnet.

(5) Mit der Vergütung nach den Absätzen 1 bis 3 sind Überstunden sowie Mehr-, Samstags-, Sonntags-, Feiertags- und Nachtarbeit jeder Art sowie Bereitschaftsdienst und Rufbereitschaft abgegolten.[50]

§ 9
Abrechnung durch das Krankenhaus

(1) Alle Honorare werden vom Krankenhaus eingezogen. Zu diesem Zweck wird der Arzt der Krankenhausverwaltung die von ihm zu bemessenden Honorarforderungen mit der Spezifikation innerhalb von zehn Tagen nach Beendigung der Behandlung mitteilen.[51]

(2) Soweit die Honorare dem Krankenhaus nicht schon unmittelbar zustehen (z.B. wahlärztliche Leistungen, ambulante Behandlung von Selbstzahlern, institutionelle ambulante Behandlung etc.) rechnet das Krankenhaus die Honorare aus ambulanter Behandlung (Ermächtigung gem. § 116 SGB V, Durchgangsarztverfahren etc.) mit den entsprechenden Kostenträgern ab und behält das Honorar ein. Soweit Zahlungen an den Arzt oder andere Dritte fließen, sind diese unverzüglich an das Krankenhaus weiterzuleiten.

§ 10
Urlaub

Der Arzt erhält einen jährlichen Erholungsurlaub von _____ Arbeitstagen bei Zugrundelegung einer durchschnittlichen regelmäßigen Arbeitszeit von fünf Arbeitstagen in der Kalenderwoche (Fünftagewoche).[52] Der Urlaub ist bei dem Dienstvorgesetzten über den Leitenden Arzt und die Verwaltung des Krankenhauses rechtzeitig vor Urlaubsbeginn zu beantragen.

§ 11
Teilnahme an wissenschaftlichen Kongressen u.a., Dienstreisen

(1) Dienstreisen bedürfen der Genehmigung durch den Dienstvorgesetzten. Der Arzt erhält Reisekosten nach den bei dem Krankenhausträger geltenden Reisekostenbestimmungen.

Beratungs- und Formulierungshilfe Chefarztvertrag

(2) Der Arzt kann jährlich bis zur Dauer von zwei Wochen an wissenschaftlichen Kongressen und ärztlichen Fortbildungskursen teilnehmen; damit sind etwaige Ansprüche länderspezifischer Weiterbildungsgesetze abgegolten. Die Teilnahme gilt als Dienstreise; Reisekosten und Auslagen werden nicht vergütet. Eine Anrechnung auf den Erholungsurlaub findet nicht statt.

(3) Die Teilnahme an Kongressen und Fortbildungsveranstaltungen sowie Dienstreisen sind bei dem Dienstvorgesetzten über den Leitenden Arzt und die Verwaltung des Krankenhauses unter Vorlage der zur Beurteilung der Genehmigungsfähigkeit erforderlichen Unterlagen rechtzeitig zu beantragen.[53]

§ 12
Krankheit

Wird der Arzt durch Arbeitsunfähigkeit infolge Krankheit an seiner Arbeitsleistung gehindert, ohne dass ihn ein Verschulden trifft, so hat er Anspruch auf Fortzahlung der in § 8 Abs. 1 und 2 genannten Vergütung für die Zeit der Arbeitsunfähigkeit bis zur Dauer von ___ Wochen.[54]

§ 13
Vertretungsregelung

Im Falle der Beurlaubung, der Teilnahme an wissenschaftlichen Kongressen, Dienstreisen, Krankheiten oder sonstigen Dienstverhinderungen wird der Arzt grundsätzlich von seinem ständigen ärztlichen Vertreter vertreten. Ist dies nicht möglich, regelt der Arzt seine Vertretung im Einvernehmen mit dem Dienstvorgesetzten; kommt eine einvernehmliche Regelung nicht zustande, entscheidet der Dienstvorgesetzte nach Anhörung des Arztes.

§ 14
Versicherungsschutz[55]

(1) Der Krankenhausträger schließt für alle ärztlichen Tätigkeiten im Krankenhaus, für die Gutachter- und Konsiliartätigkeiten sowie die Hilfeleistungen in Notfällen eine Haftpflichtversicherung gegen Schadensersatzansprüche Dritter ab.[56]

(2) Der Arzt ist jederzeit berechtigt, in den Versicherungsschein und die Versicherungsbedingungen Einblick zu nehmen.

Dienstvertrag

§ 15
Entwicklungsklausel

(1) Dem Krankenhausträger bleibt vorbehalten, im Rahmen seines Direktionsrechts zur Bestimmung des Arbeitsauftrages und der dazu zur Verfügung zu stellenden Ressourcen im Benehmen[57] mit dem Arzt sachlich gebotene strukturelle und organisatorische Änderungen im Krankenhaus vorzunehmen:

    a) Den Umfang der _____ Abteilung sowie die Zahl und Aufteilung der Betten in dieser Abteilung ändern;

    b) die Ausführung bestimmter Leistungen[58] von der _____ Abteilung ganz oder teilweise abtrennen und anderen Fachabteilungen, Funktionsbereichen, Instituten, Untersuchungs- oder Behandlungseinrichtungen oder Ärzten zuweisen;

    c) weitere selbständige Fachabteilungen, Funktionsbereiche oder Institute – auch gleicher Fachrichtung – im Krankenhaus neu einrichten, unterteilen, abtrennen oder schließen;

    d) weitere Ärzte – auch gleicher Fachrichtung – in anderen Abteilungen als leitende Abteilungsärzte einstellen oder als Belegärzte zulassen.

(2) Strukturelle und organisatorische Änderungen nach Abs. 1 sind dann sachlich geboten, wenn sie der Aufrechterhaltung oder Verbesserung der Leistungsfähigkeit bzw. Wirtschaftlichkeit des Krankenhauses dienen oder eine strategische Neuausrichtung der Abteilung/des Krankenhauses – auch krankenhausübergreifend – bedeuten. Dies ist der Fall, wenn

    a) die medizinische und technische Entwicklung (z.B. Subdisziplinierung, Zentrenbildung, interdisziplinäre Fusion, Risk-Management-Konzepte),

    b) gesetzgeberische Entwicklungen sowie Fortentwicklungen der Rechtsprechung oder behördliche Maßnahmen (z.B. Qualitätssicherungs- und Mindestmengenvorgaben),

    c) Maßnahmen bzw. Vereinbarungen im Bereich der Krankenhausplanung (Landeskrankenhausplanung, Versorgungsverträge, Vereinbarungen zur Konkretisierung des Versorgungsauftrages),

    d) Budget- und Leistungsvereinbarungen mit Sozialleistungsträgern,

    e) sinkende Leistungsdaten (z.B. Menge, Qualität, Niveau, Belegung)

ein Handeln des Krankenhausträgers erforderlich machen.

(3) Dem Arzt stehen bei Maßnahmen nach Abs. 1 keine Entschädigungsansprüche zu, wenn seine Vergütung für die Tätigkeit im dienstlichen Aufgabenbereich (§§ 4, 5, 6) wenigstens ____ v.H.[59] der durchschnittlichen Vergütung gemäß § 8 Abs. 1 und der variablen Vergütung nach § 8 Abs. 2 in den letzten 60 Monaten erreicht.

§ 16
Tätigkeit außerhalb der Dienstaufgaben

Jede Tätigkeit außerhalb der Dienstaufgaben bedarf der schriftlichen Zustimmung des Krankenhausträgers (Nebentätigkeitserlaubnis).[60]

§ 17
Vertragsdauer, Kündigung

(1) Der Vertrag tritt am _____ in Kraft; er wird auf unbestimmte Zeit geschlossen. Die ersten 6 Monate der Beschäftigung sind Probezeit.[61]

(2) Während der Probezeit kann der Vertrag mit einer Frist von einem Monat zum Ende eines Kalendermonats schriftlich gekündigt werden.

(3) Nach Ablauf der Probezeit kann der Vertrag von beiden Teilen mit einer Frist von 6 Monaten zum Ende eines Kalendervierteljahres schriftlich gekündigt werden.[62]

(4) Das Recht zur fristlosen Kündigung des Vertrages nach § 626 BGB aus wichtigem Grund bleibt unberührt.

(5) Der Vertrag endet ohne Kündigung gemäß § ____[63], spätestens jedoch mit Erreichung der geltenden Regelaltersgrenze in der für den Arzt maßgeblichen Ärzteversorgung.

(6) Will der Arzt geltend machen, dass eine Kündigung nach den voranstehenden Absätzen sozial ungerechtfertigt oder aus anderen Gründen rechtsunwirksam ist, so muss er innerhalb von drei Wochen nach Zugang der schriftlichen Kündigung Klage beim Arbeitsgericht erheben.

§ 18
Direktionsrecht, Meinungsverschiedenheiten

(1) Der Krankenhausträger kann in den Grenzen dieses Vertrages kraft seines Direktionsrechtes Satzungen, Dienstanweisungen, Hausordnungen und dergleichen erlassen.

(2) Können Meinungsverschiedenheiten unter den Krankenhausärzten in Angelegenheiten, die unter den Geltungsbereich dieses Vertrages fallen, nicht vom Leitenden Arzt des Krankenhauses (Ärztlicher Direktor) beigelegt werden, entscheidet der Dienstvorgesetzte nach Anhörung der Beteiligten. Der Dienstvorgesetzte entscheidet auch über Meinungsverschiedenheiten zwischen dem Arzt und dem Verwaltungsleiter oder dem Leiter des Pflegedienstes nach Anhörung der Beteiligten. Bei Meinungsverschiedenheiten über die Abgrenzung zwischen den ärztlichen Fachgebieten sollen auch die Berufsverbände der beteiligten Fachärzte und die Landesärztekammer gehört werden.

§ 19
Ausschlussfrist und sonstige Bestimmungen

(1) Ansprüche aus dem Arbeitsverhältnis verfallen, wenn sie nicht innerhalb einer Ausschlussfrist von zwölf Monaten nach Fälligkeit vom Arzt oder vom Krankenhaus in Textform geltend gemacht werden. Die Ausschlussfrist nach Satz 1 gilt nicht für

a) Ansprüche aus vorsätzlicher Vertragsverletzung,

b) Ansprüche aus vorsätzlicher unerlaubter Handlung sowie

c) Ansprüche des Arbeitnehmers, die kraft Gesetzes dieser Ausschlussfrist entzogen sind (z.B. MiLoG).[64]

Für denselben Sachverhalt reicht die einmalige Geltendmachung des Anspruches aus, um die Ausschlussfrist auch für später fällig werdende Leistungen unwirksam zu machen.

(2) Der Arzt hat über alle internen Angelegenheiten des Krankenhauses, von denen er durch seine Tätigkeit im Krankenhaus Kenntnis erhält – auch nach Beendigung seiner Tätigkeit – Verschwiegenheit zu bewahren, sofern sie nicht allgemein bekannt sind oder eine Rechtspflicht zur Auskunft besteht. Dies gilt ebenso hinsichtlich der Bedingungen dieses Vertrages.

(3) Der Arzt darf Belohnungen und Geschenke bezüglich seiner dienstlichen Tätigkeit nur mit Zustimmung des Dienstvorgesetzten annehmen. Nähere Einzelheiten kann der Krankenhausträger in einer Dienstanweisung regeln.[65]

(4) Der Krankenhausträger kann bei gegebener Veranlassung durch den Betriebsarzt oder das Gesundheitsamt feststellen lassen, ob der Arzt dienstfähig oder frei von ansteckenden Krankheiten ist. Sofern der Arzt besonderen Ansteckungsgefahren ausgesetzt ist, verpflichtet er sich, in regelmäßigen Zeitabständen an ärztlichen Kontrolluntersuchungen teilzunehmen. Das Ergebnis der Untersuchungen ist sowohl dem Krankenhausträger als auch dem Arzt bekannt zu geben.

(5) Nebenabreden, Änderungen und Ergänzungen zu diesem Vertrag bedürfen zu ihrer Wirksamkeit der Schriftform; sie müssen ausdrücklich als Vertragsänderungen bzw. Vertragsergänzungen bezeichnet sein. Dies gilt auch für die Aufhebung dieser Schriftformklausel.[66]

_____, den _____
(Ort)

_____   _____
(Krankenhausträger)   (Arzt)

Beratungs- und Formulierungshilfe Chefarztvertrag

Anmerkungen

1. Für beamtete Ärzte sind die beamtenrechtlichen Vorschriften einschließlich des Nebentätigkeitsrechts zu berücksichtigen.

2. Die Beratungs- und Formulierungshilfe kann nicht alle Besonderheiten der Landeskrankenhausgesetze berücksichtigen. Soweit diese Gesetze zwingende abweichende Vorschriften enthalten, muss der Dienstvertrag hieran angepasst werden.

3. Sofern nachfolgend zur besseren Lesbarkeit die Diktion „Arzt" gebraucht wird, sind hierdurch alle Geschlechter mitumfasst.

4. Zu § 1:
An dieser Stelle ist der Verantwortungsbereich des Arztes genau zu benennen. Vielfach wird dazu noch auf den Abteilungsbegriff abgestellt. Wenn der Verantwortungsbereich des Arztes von der fachabteilungsbezogenen Organisationsstruktur des Krankenhauses abweichend abgegrenzt werden soll, ist dies ausdrücklich klarzustellen. Entstehen hierdurch mehrere Verantwortungsbereiche innerhalb einer Organisationseinheit (z.B. mehrere leitende Fachbereichsoberärzte innerhalb einer Abteilung) muss deutlich werden, wer die Letztverantwortung trägt. Ggf. entgegenstehende zwingende Vorgaben der Landeskrankenhausgesetze und der Krankenhausplanung sind zu beachten.

   Im Folgenden wird im Muster aus sprachlichen Gründen weiterhin der Begriff „Abteilung" verwendet. Sofern ein anderes Zuordnungskriterium gewählt wird, ist der Vertrag insgesamt entsprechend anzupassen.

5. Zu § 1:
Wenn ein Krankenhausträger mehrere Krankenhausbetriebe unterhält, könnte im Einzelfall die Notwendigkeit entstehen, einen angestellten Chefarzt auch in einem der anderen Krankenhäuser einzusetzen. Eine solche Weisung des Arbeitgebers wäre unter Beachtung der Voraussetzungen des Direktionsrechts grundsätzlich zulässig, es sei denn, es ist bereits eine Konkretisierung in Bezug auf den Ort der Leistungserbringung eingetreten. In diesen Fällen wäre eine Versetzung des Chefarztes unter Abwägung der beiderseitigen Interessen lediglich auf Grundlage eines im Dienstvertrag vereinbarten **Versetzungsvorbehalts** zulässig. Ein solcher Versetzungsvorbehalt unterliegt ggf. der Kontrolle des Rechts der Allgemeinen Geschäftsbedingungen nach §§ 305 ff. BGB, wobei sich dessen Rechtmäßigkeit nach der Rechtsprechung des BAG nicht nach § 308 Nr. 4 BGB sondern vielmehr nach § 307 Abs. 1 Satz 1 BGB beurteilt (vgl. Urteil des

BAG vom 11.04.2006 – 9 AZR 557/05 = NZA 2006, S. 1149 ff.). Danach hält eine solche Klausel der Inhaltskontrolle nach § 307 Abs. 1 Satz 1 BGB stand, wenn der Arbeitgeber zuvor einen angemessenen Ausgleich der beiderseitigen Interessen vorgenommen hat.

Für den Fall der Aufnahme eines Versetzungsvorbehalts müsste § 1 des Chefarztvertrags um einen neuen Absatz 2 erweitert werden, der wie folgt formuliert werden könnte:

„(2) Der Krankenhausträger behält sich vor, dem Arzt einen anderen gleichwertigen Arbeitsplatz in entsprechender leitender Position in einem anderen Betriebsteil oder Betrieb des Krankenhauses oder in einem anderen Krankenhaus des Krankenhausträgers auch an anderen Orten zuzuweisen. Eine diesbezügliche Änderung richtet sich nach den betrieblichen Bedürfnissen des Krankenhausträgers und erfolgt unter Berücksichtigung der persönlichen und wirtschaftlichen Interessen des Arztes."

Es bietet sich im Zusammenhang mit dieser Formulierung an, die mit einer möglichen Versetzung verbundenen Ortsveränderungen auf gegebenenfalls vorhandene regionale Besonderheiten einzuschränken. Je umfassender diese Einschränkung erfolgt, desto eher ist mit einer Zulässigkeit dieser Regelung zu rechnen. Darüber hinaus wäre es im Wege des Versetzungsvorbehaltes auch möglich, dem Arzt statt „einen anderen gleichwertigen Arbeitsplatz" auch „einen zusätzlichen gleichwertigen Arbeitsplatz" beispielsweise in einem anderen Krankenhaus des Krankenhausträgers zuzuweisen, den dieser dann in Personalunion übernehmen könnte. Selbstverständlich kann der Versetzungsvorbehalt auch im Sinne einer lediglich vorübergehenden Übernahme einer anderen Tätigkeit formuliert werden. Die Klausel wäre demnach entsprechend anzupassen.

Soweit der Chefarzt als Arbeitnehmer im Sinne des Mitbestimmungsrechtes anzusehen ist, stellt seine Versetzung eine zustimmungspflichtige Maßnahme dar. Je nach dem welches Mitbestimmungsrecht Anwendung findet, bedarf die Versetzung somit der Zustimmung des Betriebsrates, der Mitarbeitervertretung oder des Personalrates (vgl. § 99 BetrVG, § 47 Abs. 2 BPersVG, § 35 Rahmenordnung für die MAVO bzw. § 21 MVG-EKD).

6   Zu § 1:

Sofern in den Vorauflagen dieses Vertragsmusters noch einzelne Vorschriften des BAT für anwendbar erklärt worden waren, ist hiervon wegen der herausgehobenen Stellung des Arztes im Gesamtgefüge des Krankenhauses Abstand genommen worden. Die entsprechenden Vorschriften sind vielmehr in der Neuauflage – sofern noch sinnvoll – unmittelbar in den Vertragstext integriert worden.

Beratungs- und Formulierungshilfe Chefarztvertrag

7   Zu § 1:

Dies ist im Dienstvertrag näher zu konkretisieren.

8   Zu § 2:

Um einer möglichen Zentrenbildung durch eine fachübergreifende, interdisziplinäre Zusammenarbeit mehrerer Abteilungen Rechnung zu tragen, müsste folgende Regelung in § 2 des Chefarztvertrages aufgenommen werden:

„Der Arzt hat an der Zentrumsversorgung mitzuwirken, wenn fachübergreifend innerhalb des Klinikums oder Klinikum übergreifend unter Einbeziehung seines Faches eine Zentrumsversorgung der Patienten eingerichtet ist oder wird. Er hat dazu die erforderliche qualifizierte ärztliche Versorgung seines Faches sicher zu stellen."

9   Zu § 2:

Z.B. Geschäftsführer, Vorsitzender des Kuratoriums, des Vorstandes, des Zweckverbandes, Landrat, Bürgermeister usw.

10   Zu § 2:

Der Begriff „Krankenhausträger" schließt dessen Organe oder die von ihm beauftragten Personen ein. Ggf. ist die „Krankenhausleitung" ausdrücklich aufzuführen.

11   Zu § 2:

In Krankenhäusern der verfassten Kirche, ggf. auch in sonstigen konfessionellen Krankenhäusern, empfiehlt sich der Zusatz: „... sowie den kirchlichen Gesetzen verpflichtet".

12   Zu § 2:

Sofern Kooperationen mit niedergelassenen Ärzten bereits bei Vertragsabschluss bestehen, bietet es sich an, den Chefarzt über diese Kooperationen zu informieren. Etwaige daraufhin gebildete Untergliederungen der Abteilung des Chefarztes sollten im Chefarztvertrag möglichst konkret benannt werden, um die Verantwortlichkeiten des Chefarztes von denen der mit dem Krankenhausträger kooperierenden Ärzte abzugrenzen.

Dienstvertrag

13 Zu § 3:

Aus Sicht der DKG ist es unverzichtbar, zur Schaffung von Transparenz und Verständnis bei den Ärzten eine verantwortliche Beteiligung bei der Aufstellung der abteilungsbezogenen Budgets und eine regelmäßige Information/Besprechung der laufenden Ergebnisse (z.B. monatlich) vorzusehen.

14 Zu § 4:

Bei einer Definition des Verantwortungsbereichs des Chefarztes ist ggf. der Leistungsbereich der Abteilung näher zu definieren und gegenüber anderen Abteilungen und Fachbereichen abzugrenzen. Hierfür bieten sich folgende Formulierungen an:

- Für die Durchführung der Anästhesieverfahren bei operativen Eingriffen ist der Leitende Arzt für Anästhesiologie oder ein Vertreter zuständig; ausgenommen sind Anästhesien im operationsnahen Gebiet.
- Die Abteilung für „Physikalische Therapie" (Bewegungsbad, Krankengymnastik, Bäder, Massagen, Elektrotherapie u.a.) ist der _____ Abteilung zugeordnet. Der Arzt führt die allgemeine Dienstaufsicht.
- Die Röntgenkompetenz für Patienten aller Art liegt beim Leitenden Arzt für Radiologie. Hiervon ausgenommen sind Durchleuchtungen und Aufnahmen mit Hilfe des Bildwandlers in Operationssälen.
- Das Laboratorium ist der _____ Abteilung zugeordnet. Für alle Laborleistungen ist der Leitende Arzt der _____ Abteilung zuständig.

15 Zu § 4:

Soll der Arzt innerhalb seines Fachgebietes auch in anderen Krankenhäusern tätig werden, ist dies ergänzend zu vereinbaren. Dabei sollten die mit zu versorgenden Einrichtungen im Vertrag aufgeführt werden. Die Ausführungen in Anmerkung 5 gelten entsprechend.

16 Zu § 4:

Beispiele für ambulante Institutsleistungen sind:

Psychiatrische Institutsambulanz, physikalische Therapie, Fachambulanzen, Poliklinik, ambulantes Operieren und stationsersetzende Leistungen nach § 115b SGB V.

17 Zu § 4:

Anlässlich der Korruptionsbekämpfungsgesetze und der kritischen Haltung der Strafverfolgungsbehörden und Gerichte zur Zulässigkeit einer Kooperation zwischen Industrie, medizinischen Einrichtungen und deren Mitarbeitern bedarf es

Beratungs- und Formulierungshilfe Chefarztvertrag

der Beachtung spezifischer Verhaltenshinweise, deren Einhaltung das Risiko eines Vorwurfs straf- oder dienstrechtswidrigen Verhaltens vermeiden soll. Hierzu gehört es insbesondere, vertragliche Kooperationsbeziehungen ausschließlich zwischen der medizinischen Einrichtung und der Industrie zu begründen und die Forschungstätigkeit aus dem Nebentätigkeitsbereich in den Bereich der Dienstaufgaben zu verlagern. Nähere Hinweise zu risikominimierenden Verhaltensweisen finden sich in dem verbändeübergreifend abgestimmten „Gemeinsamen Standpunkt zur strafrechtlichen Bewertung der Zusammenarbeit zwischen Industrie, medizinischen Einrichtungen und deren Mitarbeitern" (siehe auch unter: www.vdgh.de/ueber-uns/ueber-uns_compliance/gemeinsamer-standpunkt2).

[18] Zu § 4:

Eine turnusgemäße Teilnahme an der Rufbereitschaft, d.h. die 1. Alternative, kommt in der Regel in Frage, wenn die Abteilung mit weniger als 3 Oberärzten besetzt ist. Bei einer Besetzung mit 3 oder mehr Oberärzten kann sie auf Ausnahmen beschränkt werden. Dies beinhaltet die 2. Alternative.

[19] Zu § 4:

Nichtzutreffendes bitte streichen.

[20] Zu § 4:

Bei der Budgetplanung sind die intern festgelegten Aufgabenverteilungen zwischen Krankenhausträger und Krankenhausleitung sowie ggf. die Beteiligung der Abteilungen zu berücksichtigen.

[21] Zu § 4:

Vgl. DKG-Muster „Richtlinien zur Aufklärung der Krankenhauspatienten über vorgesehene ärztliche Maßnahmen".

[22] Zu § 4:

Soweit möglich, soll vom Patienten oder im Verhinderungsfall einem Angehörigen eine schriftliche Bestätigung erlangt werden, die den Krankenunterlagen beizufügen ist.

[23] Zu § 5:

Z.B. Meldung von Patienten, die nach ärztlicher Beurteilung als Spender vermittlungspflichtiger Organe in Betracht kommen, an die Koordinierungsstelle, § 9a Abs. 2 Nr. 1 Transplantationsgesetz (und ggf. weitere hierzu erlassene landesrechtliche Umsetzungsvorschriften), bzw. Meldungen gem. §§ 6–15 des Gesetzes zur Verhütung von Infektionskrankheiten.

24 Zu § 5:

Z.B. Stadtrat, Kreistag, Kuratorium, Vorstand oder ähnliche Organe des Krankenhausträgers.

25 Zu § 5:

Z.B. Arzneimittel-, Hygiene-, Ethik-, Antikorruptionskommission im Krankenhaus.

26 Zu § 5:

Derzeit: „Regelungen des Gemeinsamen Bundesausschusses zur Fortbildung der Fachärztinnen und Fachärzte, der Psychologischen Psychotherapeutinnen und Psychotherapeuten sowie der Kinder- und Jugendlichenpsychotherapeutinnen und -psychotherapeuten im Krankenhaus – Regelungen zur Fortbildung im Krankenhaus/FKH-R" nach § 136b Abs. 1 S. 1 Nr. 1 SGB V.

27 Zu § 5:

Soll der Arzt auch zur Untersuchung der außerhalb des Krankenhauses tätigen Bediensteten des Krankenhausträgers oder von Personen verpflichtet werden, die sich beim Krankenhausträger um eine Stelle außerhalb des Krankenhauses bewerben, so ist das ausdrücklich – durch entsprechende Ergänzung des Vertragstextes – zu vereinbaren.

28 Zu § 5:

Vgl. Anmerkung 27.

29 Zu § 6:

Z.B. Zulassung zur Teilnahme an der ärztlichen Versorgung Unfallverletzter (D-Arzt-Verfahren).

30 Zu § 6:

Im zahnärztlichen Bereich ist die Anwendung der GOZ festzuschreiben.

31 Zu § 6:

Vor dem Hintergrund des Urteils des BGH vom 20. Dezember 2007 (Az.: III ZR 144/07) muss zwischen einer zum Zeitpunkt des Vertragsabschlusses unvorhergesehenen Verhinderung des Wahlarztes und einer vorhersehbaren/planbaren Verhinderung differenziert werden.

Beratungs- und Formulierungshilfe Chefarztvertrag

Hinsichtlich der **unvorhergesehenen Verhinderung** hatte der BGH im Wesentlichen festgestellt, dass die in der Wahlleistungsvereinbarung formularmäßig vorgesehene Vertreterregelung durch den ständigen ärztlichen Vertreter zulässig sei, wenn die Verhinderung des Wahlarztes im Zeitpunkt des Abschlusses der Wahlleistungsvereinbarung noch nicht feststehe, etwa weil die Verhinderung (z.B. Krankheit) selbst noch nicht absehbar sei oder weil noch nicht bekannt sei, dass ein bestimmter verhinderter Wahlarzt, auf den sich die Wahlleistungsvereinbarung erstrecke, zur Behandlung hinzugezogen werden müsse.

Hinsichtlich der **vorhersehbaren Verhinderung** führte der BGH aus, dass sich der Wahlarzt durch eine gesonderte Individualvereinbarung mit dem Patienten von seiner Pflicht zur persönlichen Leistungserbringung befreien und deren Ausführung einem Stellvertreter übertragen könne. Hierfür sei der Patient so früh wie möglich über die Verhinderung des Wahlarztes zu unterrichten. Außerdem müsse ihm das Angebot unterbreitet werden, an dessen Stelle die wahlärztlichen Leistungen durch einen bestimmten Vertretungsarzt erbringen zu lassen oder auf die Inanspruchnahme wahlärztlicher Leistungen zu verzichten und sich ohne Zuzahlung von dem jeweils diensthabenden Arzt behandeln zu lassen. Diese Vertretervereinbarung müsse schriftlich getroffen werden, da sie einen Vertrag darstelle, durch den die originäre Wahlleistungsvereinbarung geändert werde, für die gem. § 17 Abs. 2 S. 1 KHEntgG das Schriftformerfordernis gelte.

[32] Zu § 6:

Die Vernichtung der Krankengeschichten und ihrer Anlagen nach Ablauf der Aufbewahrungspflicht oder nach einer Mikroverfilmung gilt nicht als „Entfernen aus dem Krankenhaus". Von den in § 6 Abs. 7 des Vertragsmusters erfassten Krankengeschichten sind jedoch die Krankenakten des Chefarztes aus dessen Tätigkeit aufgrund einer persönlichen Ermächtigung zu unterscheiden. Diese Akten stehen im Eigentum des Chefarztes.

[33] Zu § 6:

Wenn örtlich technische Schwierigkeiten entstehen, ggf. abwandeln unter möglichst weitergehender Wahrung des Grundsatzes, dass Originale im Krankenhaus verbleiben sollen.

[34] Zu § 6:

Vgl. den verbändeübergreifend abgestimmten „Gemeinsamen Standpunkt zur strafrechtlichen Bewertung der Zusammenarbeit zwischen Industrie, medizinischen Einrichtungen und deren Mitarbeitern" zur Vermeidung korruptionsrelevanter Verhaltensweisen.

35 Zu § 7:

„Personal" und „Mitarbeiter" i.S. dieses Vertrages sind alle im Krankenhaus tätigen Personen. Würde dem Arzt eine Einstellungskompetenz für eine bedeutende Anzahl von Arbeitnehmern gewährt, hätte dies einerseits Auswirkungen auf das betriebliche Mitbestimmungsrecht, wobei jedoch vom Chefarzt vorgenommene Einstellungen und Entlassungen grundsätzlich weiterhin mitbestimmungspflichtig blieben, und andererseits auf die Stellung des Arztes im Kündigungsschutzgesetz (KSchG).

Personen, die zur selbständigen Einstellung oder Entlassung von Arbeitnehmern berechtigt sind, werden als „ähnliche leitende Angestellte" qualifiziert (§ 14 Abs. 2 KSchG). Die in anderen arbeitsrechtlichen Vorschriften enthaltenen Definitionen des leitenden Angestellten (z.B. § 5 Abs. 3 BetrVG) stimmen mit der kündigungsschutzrechtlichen Ausgestaltung dieses Begriffs nicht völlig überein.

Im Gegensatz zu den organschaftlichen Vertretern sind leitende Angestellte echte Arbeitnehmer, die dem KSchG grundsätzlich unterfallen. Die Besonderheit bei leitenden Angestellten besteht jedoch darin, dass ein Antrag des Arbeitgebers auf gerichtliche Auflösung des Arbeitsverhältnisses während des Kündigungsschutzverfahrens keiner Begründung bedarf. Der Arbeitgeber muss aber bei der Auflösung des Arbeitsverhältnisses dem Angestellten eine vom Gericht festzusetzende angemessene Abfindung zahlen.

Ob und welche Personalbefugnisse dem Chefarzt eingeräumt werden sollen, obliegt den beiderseitigen Organsationsvorstellungen. Selbst originäre Einstellungs- und Entlassungsbefugnisse des Chefarztes gegenüber dem nachgeordneten (ärztlichen) Personal würden die Voraussetzungen des § 14 Abs. 2 KSchG oder § 5 Abs. 3 BetrVG noch nicht erfüllen. Denn nach der aktuellen Rechtsprechung des BAG (Urteil vom 14.04.2011 – 2 AZR 167/10 und Urteil vom 19.04.2012 – 2 AZR 186/11) ist nicht nur erforderlich, dass sich die Personalbefugnisse des Chefarztes auf eine bedeutsame Zahl von Arbeitnehmerinnen/Arbeitnehmern oder eine gewisse Anzahl bedeutsamer Arbeitnehmerinnen/Arbeitnehmer beziehen. Vielmehr müssten diese Befugnisse zudem die Aufgaben des Chefarztes prägen. Das hängt nicht zuletzt von der Häufigkeit derartiger Maßnahmen ab. Insofern dürfte es für den Krankenhausträger grundsätzlich recht schwierig sein, einen Chefarzt zu einem Leitenden Angestellten zu machen, obwohl die beiden voranstehenden Urteile sich nicht auf Chefärzte beziehen. Die voranstehende Rechtsprechung des BAG hat mittlerweile auch Eingang in die Instanzenrechtsprechung erhalten (vgl. z.B. LAG Köln, Urteil vom 20.06.2018 – 11 TaBV 77/17 und ArbG Düsseldorf, Urteil vom 24.07.2017 – 9 Ca 5771/16).

36 Zu § 7:

Z.B. Stationsschwester/-pfleger, Erste(r) Anästhesie- oder OP-Schwester/-Pfleger.

[37] Zu § 7:

Sollen Regelungen in Schwesterngestellungsverträgen von dieser Vereinbarung nicht berührt werden, ist dies hier ergänzend zu vermerken, ggf. sind die landesspezifischen Regelungen in den dortigen Krankenhausgesetzen zu beachten.

[38] Zu § 7:

Hier ggf. ergänzen: „und dass den Ordensangehörigen/Diakonissen usw. die Möglichkeit gegeben wird, die Ordensregeln zu beachten und ihre sonstigen religiösen Obliegenheiten zu erfüllen".

[39] Zu § 7:

Ggf. abweichende tarifliche Regelungen sind zu beachten (kumulative Unterschrift Krankenhausträger und Chefarzt).

[40] Zu § 8:

Sollte abweichend hiervon nach den Vorgaben z.B. einer Zusatzversorgungskasse eine Ausweisung der Vergütung des Arztes in Anlehnung an tarifliche Vorschriften erforderlich sein, bedarf es hier einer Nennung der entsprechenden Tarifvorschrift.

[41] Zu § 8:

Hier kann z.B. Bezug genommen werden auf den für den Krankenhausträger geltenden Tarifvertrag oder Arbeitsvertragsrichtlinien etc.

[42] Zu § 8:

Die unter Buchstaben a) bis d) genannten Punkte sind als beispielhafte Aufzählung im Sinne einer Checkliste zu verstehen. Inwieweit eine Beteiligung an den Bruttoliquidationseinnahmen für jeden der genannten Punkte in Betracht kommt, ist Gegenstand der konkreten Vertragsverhandlungen vor Ort. Für eine finanzielle Beteiligung des Arztes ist primär das Problem der Refinanzierung der beabsichtigten Beteiligung zu klären. Der Krankenhausträger muss darauf achten, dass nur solche Beträge zur Disposition stehen, bei denen er noch über einen finanziellen Spielraum verfügt. Sofern die Beteiligung nicht auf die Bruttoliquidationseinnahmen der Abteilung, sondern z.B. auf das ganze Krankenhaus bezogen sein soll, ist dies ausdrücklich klarzustellen.

Überdies ist ggf. zu erwägen, aufgrund der in § 8 Abs. 2 Dienstvertrag ausgewiesenen prozentualen Beteiligung des Chefarztes an den Einnahmen des Krankenhausträgers eine Anpassungsklausel in den Vertrag aufzunehmen. Dabei ist jedoch zu bedenken, dass sich beide Vertragspartner auf diese Klausel berufen können. Beispiel für eine Anpassungsklausel:

„Werden durch Gesetz oder Verordnung oder sonstige Rechtsvorschriften des Bundes oder des Landes neue oder geänderte Vorschriften im Bereich des Gesundheitswesens, des Krankenhauswesens oder des Sozialleistungswesens erlassen, welche die Rechte oder Pflichten einer Vertragspartei nicht nur unwesentlich berühren, kann jeder Vertragsteil eine Anpassung der Beteiligungssätze an die neue Lage verlangen mit dem Ziel, einen angemessenen Interessenausgleich herbeizuführen. Entsprechendes gilt bei von der Rechtsprechung ausgehenden Änderungen."

43 Zu § 8:

Bei der Bemessung der Vomhundertsätze für die Beteiligung des Arztes an den Einnahmen des Krankenhausträgers ist zu berücksichtigen, dass die Bruttoliquidationseinnahmen dem Krankenhausträger nicht in voller Höhe zur Verfügung stehen. Hiervon abzuziehen sind Kostenausgleiche nach dem KHG, der BPflV und dem KHEntgG bzw. daran anschließendem Folgerecht, Verwaltungskosten.

Ebenfalls von den Bruttoliquidationseinnahmen abzuziehen sind die Zuwendungen/Beteiligungen an nachgeordnete Ärzte und sonstige Mitarbeiter der Abteilung. Ggf. sind mitbestimmungsrechtliche Vorgaben zu beachten.

Einige ärztliche Leistungen werden außerdem von der Umsatzsteuerpflicht erfasst. Dies trifft vornehmlich auf die nichtstationäre Gutachtertätigkeit und auf die Erbringung medizinisch nicht indizierter Eingriffe, wie z.B. Schönheitsoperationen, zu (vgl. diesbezüglich die Urteile des BFH vom 15.07.2004 – Az.: V R 27/03 sowie vom 04.12.2014 – Az.: V R 16/22, veröffentlicht im BStBl. Teil II 2004 S. 862, bzw. Nr. 4.14.1 Abs. 5 Nr. 8 Umsatzsteuer-Anwendungserlass (UStAE). Eine Beteiligung des Arztes an diesen Einnahmen des Krankenhauses erfolgt somit erst nach Abzug der betreffenden Umsatzsteueranteile.

44 Zu § 8:

Grundsätzlich ist zu berücksichtigen, dass Krankenhäuser seit Jahren unter einem großen wirtschaftlichen Druck stehen. Einerseits wird von Politik und Krankenkassen gefordert, dass Krankenhäuser wirtschaftlich betrieben werden. Auch Vergleiche mit der produzierenden Industrie werden gern herangezogen. Andererseits werden von Politik, Krankenkassen und verfasster Ärzteschaft die üblichen Managementwerkzeuge als „unethisch" abgelehnt. Nach Auffassung der DKG ist es sachgerecht, wenn die Krankenhäuser ihre Chefärzte über den Abschluss von Zielvereinbarungen in die wirtschaftliche Gesamtverantwortung für das Krankenhaus einbeziehen was letztlich auch der herausgehobenen Stellung und Bedeutung der Chefärzte für den wirtschaftlichen Erfolg der Krankenhäuser gerecht wird.

Die DKG hat im Einvernehmen mit der BÄK am 17. September 2014 folgende Empfehlung nach § 136a SGB V (seit dem KHSG nunmehr in § 135c Abs. 1

SGB V geregelt) getroffen. Diese trat an die Stelle der ursprünglichen Empfehlung nach § 136a SGB V vom 24. April 2013.

„Empfehlungen gem. § 136a SGB V
zu leistungsbezogenen Zielvereinbarungen
vom 17. September 2014

Gem. 136a SGB V fördert die Deutsche Krankenhausgesellschaft (DKG) im Rahmen ihrer Aufgaben die Qualität der Versorgung im Krankenhaus. Hierzu gibt sie im Einvernehmen mit der Bundesärztekammer (BÄK) folgende Empfehlungen zur Berücksichtigung bei Verträgen mit leitenden Abteilungsärzten (im Folgenden: Chefärzte) ab. Das Einvernehmen der BÄK ergeht lediglich auf der Grundlage des § 136a SGB V und erstreckt sich nicht auch auf die Beratungs- und Formulierungshilfen der DKG für Verträge der Krankenhäuser mit leitenden Ärzten:

1. *Chefärzte sind in ihrer Verantwortung für die Diagnostik und Therapie des einzelnen Behandlungsfalls unabhängig und keinen Weisungen des Krankenhausträgers unterworfen. Das Wohl der Patienten und die Versorgung der Bevölkerung mit medizinisch notwendigen Leistungen müssen stets im Vordergrund stehen.*

2. *Zielvereinbarungen einschließlich Regelungen zur Personal- und Sachkostensteuerung, bei einvernehmlicher Festlegung der entsprechenden Budgets, Gesamterlösbeteiligungen und Qualitätsoptimierung sind unter Beachtung der berufsrechtlichen Regelungen (insbesondere § 23 Abs. 2 MBO-Ä) grundsätzlich legitim und sachgerecht. Zielvereinbarungen mit ökonomischen Inhalten dürfen ausschließlich dazu dienen, medizinisch indizierte Leistungen wirtschaftlich und nach aktuellem Stand der medizinischen Wissenschaft effektiv zu erbringen.*

3. *Zielvereinbarungen müssen stets mit der notwendigen Sensibilität gehandhabt werden. Die zu vereinbarenden Ziele sind so auszuwählen, dass der Chefarzt durch eigene Anstrengungen maßgeblichen Einfluss auf die Zielerreichung und insbesondere auf die Qualitätssteigerung ausüben kann.*

4. *Damit die Unabhängigkeit der medizinischen Entscheidungen gewahrt bleibt, dürfen finanzielle Anreize für einzelne Operationen/Eingriffe oder Leistungen nicht vereinbart werden. Dies gilt auch für Leistungskomplexe bzw. Leistungsaggregationen oder Case-Mix-Volumina. Unberührt dabei bleiben Erlösvereinbarungen nach Ziff. 2, die das gesamte Abteilungsspektrum betreffen."*

[45] Zu § 8:

Z.B. Etablierung medizinisch sinnvoller neuer Untersuchungs- und Behandlungsmethoden, Weiterentwicklung des medizinischen Leistungsportfolios etc.

[46] Zu § 8:

Z.B. Erreichung von Qualitätskennzahlen, Etablierung von Fehlermelde- und Fehlermanagementsystemen, Senkung der Komplikations- und Infektionsraten etc.

[47] Zu § 8:

Z.B. Verbesserung des Überleitungsmanagements (z.B. Aufnahme, Entlassung, interne/externe Verlegung) etc.

[48] Zu § 8:

Z.B. Optimierung der Wechselzeiten im OP etc.

[49] Zu § 8:

Es kann auch ein anderer Zeitraum für Abschlagszahlungen festgelegt werden, z.B. vierteljährliche Abschlagszahlungen in Höhe eines voraussichtlichen Vierteljahresbetrages.

[50] Zu § 8:

Es kann auch eine Vereinbarung getroffen werden, wonach eine bestimmte Anzahl von Diensten bereits mit der Vergütung nach § 8 abgegolten und die darüberhinausgehenden Dienste vergütet werden. Die Bemessung dieser Vergütung sollte jedoch anhand der finanziellen Gesamtkalkulation für die betreffende Chefarztstelle erfolgen.

[51] Zu § 9:

In diesem Zusammenhang sind die Vorgaben des § 12 GOÄ zu berücksichtigen. Die Mitteilung nach § 9 Abs. 1 des Dienstvertrages muss demnach insbesondere auch die Angaben nach § 12 Abs. 2 GOÄ bezüglich der wesentlichen Inhalte der Rechnung enthalten. Bei Anwendung eines erhöhten Steigerungsfaktors ist dies ebenfalls in der Mitteilung des Arztes gemäß § 12 Abs. 3 GOÄ für den Zahlungspflichtigen verständlich und nachvollziehbar schriftlich zu begründen.

[52] Zu § 10:

Sofern keine tarifvertraglichen/tarifvertragsähnlichen Regelungen für anwendbar erklärt wurden, richten sich die weiteren Details nach den gesetzlichen

Vorschriften des Bundesurlaubsgesetzes; einer weitergehenden Regelung im Dienstvertrag bedarf es daher nicht.

53 Zu § 11:

Unter dem Gesichtspunkt der Korruptionsbekämpfungstatbestände schafft eine bloße Dienstreisegenehmigung keine hinreichende Rechtssicherheit, da diese Genehmigung lediglich das Fernbleiben vom Dienst, nicht jedoch die Annahme des mit der Kongressteilnahme etc. verbundenen geldwerten Vorteils betrifft. Nur wenn bei Beantragung von Urlaubs- und Dienstreisen diejenigen Tatsachen unterbreitet werden, die für die Beziehung zwischen Arzt/Mitarbeiter und Industrieunternehmen bedeutsam sind – einschließlich der Funktionen bei der Beschaffung von Produkten sowie Einzelheiten der beabsichtigten Unterstützungsleistung – kann in der einschränkungslosen Genehmigung der Dienstreise zugleich eine Genehmigung zur Annahme der Unterstützung gesehen werden, was in den Fällen der Vorteilsannahme strafausschließende Wirkung hat.

54 Zu § 12:

Sofern keine tarifvertraglichen/tarifvertragsähnlichen Regelungen für anwendbar erklärt wurden, richten sich die weiteren Details mindestens nach den gesetzlichen Vorschriften des Entgeltfortzahlungsgesetzes, welches eine Entgeltfortzahlung für die Dauer von 6 Wochen vorsieht. In der Gestaltungspraxis sind jedoch auch längere Zeiträume nicht unüblich.

55 Zu § 14:

Vor Vertragsabschluss ist zu prüfen, ob der Text des § 14 auch dem Versicherungsvertrag des Krankenhauses entspricht; es empfiehlt sich, dem Versicherer eine Abschrift des § 14 zur Bestätigung vorzulegen.

56 Zu § 14:

Die angemessenen Deckungssummen sind in Abstimmung mit dem Versicherer unter Berücksichtigung des Risikopotenzials des jeweiligen Fachgebietes festzustellen. Besondere Risiken bestehen z.B. in geburtshilflichen Abteilungen, der Neurochirurgie sowie der Pädiatrie und der Humangenetik.

57 Zu § 15:

Nach der gefestigten Rechtsprechung des BAG (Urteil vom 13. März 2003, Az.: 6 AZR 557/01) ist unter dem Begriff des Benehmens eine Mitwirkungsform zu verstehen, die schwächer ist als das Einvernehmen oder die Zustimmung. Das Benehmen bedürfe zwar keiner Willensübereinstimmung, verlange jedoch ein Mindestmaß an Einflussmöglichkeit auf die Willensbildung des Anderen. Dadurch solle sichergestellt werden, dass der von einer solchen Abrede begünstigte eigene Vorstellungen von einer endgültigen Entscheidung des Anderen einbringen und damit deren Inhalt beeinflussen könne. Danach erschöpfe sich die Herstellung des Benehmens nicht in einer bloßen Information oder Anhörung. Stärker als die Anhörung setzte das Benehmen eine Fühlungnahme voraus, die von dem Willen getragen werde, auch die Belange der anderen Seite zu berücksichtigen und sich mit ihr zu verständigen. Erhebliche Einwände oder Bedenken dürften deshalb nicht einfach übergangen werden. Vielmehr sei auf den Ausgleich aufgetretener Differenzen hinzuwirken. Bei dennoch verbleibenden Meinungsunterschieden sei jedoch der Wille des Regelungsbefugten ausschlaggebend.

Da ein „im Benehmen" dem Krankenhausträger eine vermehrte Verpflichtung im Gegensatz zur „Anhörung" auferlegt, ist zu beachten, dass das herbeigeführte Benehmen auch nachweisbar sein muss. Es empfiehlt sich daher eine entsprechende Dokumentation, insbesondere auch davon, dass die Bereitschaft, die Belange des Arztes zu ändern, zum Zeitpunkt der Fühlungnahme noch realisierbar waren.

58 Zu § 15:

Beispiel Röntgen-, Labor-, Anästhesieleistungen, Blutübertragungen usw.

59 Zu § 15:

Nach der bisherigen Rechtsprechung (Urteil vom 28. Mai 1997, Az.: 5 AZR 125/96) war es möglich zu vereinbaren, dass dem Chefarzt keine Entschädigungsansprüche zustehen, wenn er nach der Umstrukturierungsmaßnahme 60% seiner bisherigen durchschnittlichen Vergütung erreichte. Nach neueren Tendenzen dürfte eine Änderung jedenfalls zulässig sein, wenn der Eingriff in die Vergütung bis maximal 25–30% erfolgt.

60 Zu § 16:

Vgl. nachstehendes Muster einer Nebentätigkeitserlaubnis.

Im Rahmen der Tätigkeiten außerhalb der Dienstaufgaben haftet der Arzt gegenüber dem Patienten unmittelbar für alle Schäden, die bei der ärztlichen Versorgung sowie ggf. bei Ansprüchen aus Verletzung der Aufklärungspflicht gegenüber dem Patienten eintreten, gleichgültig ob sie von ihm selbst oder seinem Erfüllungsgehilfen verschuldet sind. Angestellte des Krankenhauses, die bei ärztlichen Leistungen mitwirken oder solche Leistungen erbringen, sind insoweit Erfüllungsgehilfen des Arztes.

Beratungs- und Formulierungshilfe Chefarztvertrag

61 Zu § 17:

Es kann auch eine längere Probezeit als 6 Monate vereinbart werden. Mit Beginn des siebenten Beschäftigungsmonats findet jedoch auch in der Probezeit das Kündigungsschutzgesetz Anwendung

62 Zu § 17:

Im Zusammenhang mit der Kündigung eines Dienstvertrages stellt sich in der Praxis oftmals die Frage, ob es zulässig sei, für diesen Fall bereits eine Regelung zu treffen, wonach der Krankenhausträger berechtigt ist, den betreffenden Chefarzt unmittelbar von seinen Pflichten zu entbinden und direkt freizustellen. Nach der Rechtsprechung des LAG Hamm vom 13.02.2015 (Az.: 18 SaGa 1/15) wäre eine solche Vertragsklausel gerade mit Blick auf das Recht der Allgemeinen Geschäftsbedingungen nach den §§ 305 ff. BGB nicht evident unwirksam, zumindest wenn beide Vertragsparteien im Vorfeld der Unterzeichnung der vertraglichen Vereinbarung im Sinne der Entscheidung des BAG vom 12.12.2013 (Az.: 8 AZR 829/12) i.V.m. § 310 Abs. 3 Nr. 2 BGB mehrfach über den Wortlaut der Vertragsregelung verhandelt haben und das Recht der AGB gar nicht zur Anwendung komme. Aber selbst wenn man davon ausgehe, dass die fragliche Regelung als allgemeine Geschäftsbedingung einer besonderen Rechtskontrolle unterliege, sei nicht offenkundig, dass die betreffende Klausel der Verfügungsbeklagten kein Freistellungsrecht verleihe und folglich ein Beschäftigungsanspruch der Verfügungsklägerin bestehe.

Sollte der Krankenhausträger also eine Regelung zur Freistellung des Chefarztes schaffen wollen, könnte folgende Formulierung verwendet werden:

„Für den Fall der Kündigung dieses Dienstvertrages ist der Dienstgeber berechtigt, den Arzt unter Fortzahlung der Bezüge von der Arbeit freizustellen. Entsprechendes gilt bei einer einvernehmlichen Beendigung des Dienstverhältnisses."

Es sei allerdings darauf hingewiesen, dass eine Freistellung des Chefarztes nach erfolgter Kündigung des Dienstvertrages auch ohne eine Freistellungsklausel zulässig sein kann.

63 Zu § 17:

Hier sollte – je nach Tarifvertrag – auf die entsprechende einschlägige tarifvertragliche Norm verwiesen werden, z.B. § 33 Abs. 2 TVöD oder § 34 Abs. 2 TV-Ärzte, § 19 AVR etc. Es ist **in jedem Falle sicherzustellen**, dass auch die Beendigung durch **Zustellung** eines Bescheides des Rentenversicherungsträgers oder einer anderen Versorgungseinrichtung über eine festgestellte Berufs- oder Erwerbsunfähigkeit vereinbart wird. Dies wäre bei einem Verweis auf die §§ 33 Abs. 2 TVöD bzw. 34 Abs. 2 TV-Ärzte sichergestellt. Allerdings müsste im Anwendungsbereich anderer Tarifverträge bzw. Arbeitsvertragsrichtlinien ggf.

nachgebessert werden (z.B. im Bereich der AVR Caritas durch zusätzlichen Verweis auf § 18 AVR).

64 Zu § 19:

Nach § 309 Nr. 13 BGB ist bei Verträgen, die gesetzlich nicht notariell zu beurkunden sind – wie der Dienstvertrag des Chefarztes – zur Geltendmachung von Ansprüchen aus dem Vertrag eine strengere Form als die „Textform" nunmehr unzulässig und daher unwirksam. Somit darf auch in vorformulierten Verträgen des Krankenhausträgers nicht mehr die Schriftform für Erklärungen des Vertragspartners verlangt werden, sondern nur noch die Textform nach § 126b BGB. Diese lässt auch eine Erklärung mittels Fax oder E-Mail ausreichen.

Überdies haben der 8. und der 9. Senat des BAG in mehreren neueren Entscheidungen ihre Rechtsprechung, wonach das Fehlen einer Ausnahme der Ausschlussklausel für Ansprüche auf Vorsatzhaftung etc. unschädlich sei für die Zulässigkeit der Ausschlussfristklausel, aufgegeben (vgl. BAG, Urteile vom 18.09.2018 – 9 AZR 162/18, vom 26.11.2020 – 8 AZR 58/20 sowie vom 09.03.2021 – 9 AZR 323/20). Daher muss die Klausel zur Ausschlussfrist nunmehr entsprechende Ausnahmetatbestände enthalten.

65 Zu § 19:

Vgl. hierzu als Muster den verbändeübergreifend abgestimmten „Gemeinsamen Standpunkt zur strafrechtlichen Bewertung der Zusammenarbeit zwischen Industrie, medizinischen Einrichtungen und deren Mitarbeitern".

66 Zu § 19:

Aus Sicht des BGH in seinem Beschluss vom 25.01.2017 (Az.: XII ZR 69/16) stehe der Wirksamkeit einer solchen, sog. „doppelten" Schriftformklausel bei formularmäßiger Vereinbarung grundsätzlich der Vorrang der Individualvereinbarung bzw. eine konkludente Vertragsänderung entgegen. Dies gilt es bei Änderungen zu berücksichtigen. Nach wie vor empfiehlt es sich – schon allein zu Beweiszwecken – alle vereinbarten Veränderungen an der Vertragsurkunde schriftlich zu fixieren.

Hinweis:

Eine Nebentätigkeitserlaubnis ist nur dann erforderlich, wenn von den Regelungen des Dienstvertrages in § 4 und § 5 (Dienstaufgaben) abgewichen werden soll. Sofern einzelne Tätigkeitsbereiche aus dem Dienstaufgabenkatalog herausgenommen werden sollen, können diese als genehmigte Nebentätigkeit des Arztes hier spiegelbildlich aufgeführt werden. In diesem Fall ist dann auch ein Nutzungsvertrag entsprechend dem beigefügten Muster abzuschließen.

Nebentätigkeitserlaubnis

Herrn/Frau _____ geboren am _____
Arzt/Ärztin für _____
wird gemäß § 16 des Dienstvertrages vom _____
die Erlaubnis zur Ausübung nachfolgender Nebentätigkeiten im Krankenhaus mit den Mitteln des Krankenhauses in seinem Fachgebiet erteilt, soweit diese Tätigkeiten nicht Dienstaufgaben sind.

(1) Zu den Nebentätigkeiten gehören:
   1. _____
   2. _____
   3. _____

   Die Tätigkeiten sind – soweit möglich – im Krankenhaus auszuüben und mit dessen Geräten und Einrichtungen zu bewirken.[1]

   Das Recht des Krankenhauses, weitere Leistungen als Institutsleistungen zu erbringen, bleibt unberührt.[2]

(2) Durch die Ausübung dieser Nebentätigkeiten dürfen die Dienstaufgaben sowie der allgemeine Dienstbetrieb im Krankenhaus nicht beeinträchtigt werden.

(3) Der Arzt ist verpflichtet, der Krankenhausverwaltung Art und Umfang der von ihm tatsächlich ausgeübten Nebentätigkeit schriftlich anzuzeigen und dabei Abschriften von Zulassungs- oder Beteiligungsbescheiden der Sozialleistungsträger vorzulegen; das Gleiche gilt bei späterer Veränderung von Art und Umfang der Nebentätigkeit. Verträge mit Dritten über Art und Umfang einer Nebentätigkeit sind vor der Unterzeichnung dem Krankenhausträger vorzulegen.

(4) Durch die Erteilung dieser Erlaubnis übernimmt der Krankenhausträger keine Gewähr, ob und in welchem Umfang der Arzt von Patienten in Anspruch

Beratungs- und Formulierungshilfe Chefarztvertrag

genommen, als Durchgangsarzt zugelassen oder zur vertragsärztlichen Versorgung ermächtigt wird.

(5) Die näheren Einzelheiten über Art und Umfang der Inanspruchnahme von Personal, Räumen, Einrichtungen und Material des Krankenhauses sowie der Entrichtung eines Nutzungsentgelts werden in einem gesonderten Vertrag zwischen dem Krankenhausträger und dem Arzt festgelegt. Voraussetzung zur Ausübung der Nebentätigkeit durch den Arzt ist jeweils das Bestehen eines entsprechenden Vertrages.

(6) Die Nebentätigkeitserlaubnis kann widerrufen oder beschränkt werden, wenn triftige Gründe vorliegen, wenn

- durch die Nebentätigkeit die Dienstaufgaben des Arztes oder der allgemeine Dienstbetrieb im Krankenhaus mehr als nur unwesentlich beeinträchtigt werden;
- die vom Krankenhausträger wirklichkeitsnah geschätzten Kosten durch die vom Arzt hierfür zu leistenden Erstattungsbeträge nicht mehr gedeckt werden;
- die Änderung der Rechtslage dies erfordert.

(7) Bei einem Widerruf der Erlaubnis oder deren Einschränkung steht dem Arzt kein Ausgleichs- oder Schadensersatzanspruch gegen den Krankenhausträger zu.

(8) Mit Beendigung des Dienstvertrages erlischt die Nebentätigkeitserlaubnis.

_____, den _____
(Ort)

_____
(Unterschrift Krankenhausträger)

Anmerkungen

[1] Soweit der Chefarzt im Rahmen einer genehmigten Nebentätigkeit als Betreiber einer Röntgeneinrichtung anzusehen ist, obliegt ihm selbst der Erwerb einer entsprechenden Genehmigung nach Maßgabe der Röntgenverordnung.

[2] Für Sozialversicherte i.S.d. Sozialgesetzbuches kann das Krankenhaus als Institut – von Notfällen abgesehen – ambulante Leistungen im Rahmen der Ermächtigung durch den Zulassungsausschuss (§ 96 SGB V) oder auf der Grundlage gesetzlicher Zulassungsregelungen (z.B. § 115b SGB V) anbieten.

Muster von Nutzungsverträgen in Ergänzung einer nach § 16 erteilten Nebentätigkeitserlaubnis

I. Vorbemerkung

Bereits mit der 6. geänderten Auflage der Beratungs- und Formulierungshilfe Chefarztvertrag wurde die bisherige grundlegende Linie verlassen, wonach das Rechtsverhältnis zwischen Krankenhausträger und Chefarzt neben dem Dienstvertrag traditionell auch eine Nebentätigkeitserlaubnis und einen Nutzungsvertrag umfasst.

Wer dieser Grundkonzeption des Dienstvertragsmusters folgt und die Nebentätigkeit des Chefarztes in die Dienstaufgaben integriert, kann auf den Abschluss eines Nutzungsvertrages verzichten.

Als Service für diejenigen, die diesen Weg nicht einschlagen und gewisse Leistungsbereiche in der Nebentätigkeit des Chefarztes belassen wollen, bietet die Beratungs- und Formulierungshilfe auch weiterhin Muster von Nutzungsverträgen an.

Es handelt sich hierbei um Nutzungsverträge mit folgenden Berechnungsvarianten für das Nutzungsentgelt:

- Nutzungsentgelt nach einem Vomhundertsatz der Liquidationseinnahmen und DKG-NT Band I (II., 1. Alternative),
- Nutzungsentgelt nach einem Vomhundertsatz der Liquidationseinnahmen (II., 2. Alternative).

Beiden Vertragsvarianten gemeinsam ist die Voranstellung des Grundsatzes in § 2 Abs. 1, dass der Arzt verpflichtet ist, dem Krankenhausträger mindestens die durch seine Nebentätigkeit entstehenden Kosten für die Inanspruchnahme von Personal, Räumen, Einrichtungen und Material zu erstatten. Nach Auffassung des Bundesministeriums der Finanzen (BMF) unterliegt diese Kostenerstattung nicht der Umsatzsteuer (vgl. Schreiben des BMF vom 11. Dezember 2006 – IV A 6 – S 7172 – 59/06 bzw. Abschnitt 100 Abs. 2 Nr. 4 UStR 2005). Allerdings vertreten die Finanzbehörden die Auffassung, dass die Kostenerstattung für die Personal- und Sachmittelgestellung im Rahmen einer genehmigten Nebentätigkeit einen steuerpflichtigen wirtschaftlichen Geschäftsbetrieb des Krankenhauses begründe (vgl. Verfügung der OFD Düsseldorf vom 19. April 2005 – S 2729 A – St 133 (D)).

Beratungs- und Formulierungshilfe Chefarztvertrag

Die Krankenhäuser sind nach § 8 der Krankenhausbuchführungsverordnung weiterhin verpflichtet, für die Ambulanzen der Krankenhausärzte Kostenstellenrechnungen zu führen. Das Krankenhaus muss daher auch unter Geltung des Nettoprinzips Sorge dafür tragen, dass die durch die Ambulanzen der Krankenhausärzte verursachten Kosten gedeckt sind.

II.
Nutzungsentgelt nach einem Vomhundertsatz der Liquidationseinnahmen und ggf. DKG-NT Band I

Nutzungsvertrag für Tätigkeiten außerhalb der Dienstaufgaben

zwischen

_____,

vertreten durch _____ (Krankenhausträger),

und

Herrn/Frau Dr. med. _____ in _____ (Arzt/Ärztin)[1]
wird in Ausführung zur Nebentätigkeitserlaubnis vom _____
folgender Vertrag mit Wirkung ab _____ geschlossen.

§ 1
Bereitstellung von Personal, Räumen, Einrichtungen und Material

(1) Der Krankenhausträger stellt dem Arzt für dessen Nebentätigkeitsbereich Personal, Räume, Einrichtungen und Material seiner Abteilung im Rahmen der jeweiligen Möglichkeiten des Krankenhauses zur Verfügung.

(2) Abs. 1 gilt nicht

    1. für die Abrechnung und den Einzug der Honorare, sofern in den nachfolgenden Bestimmungen nicht Abweichendes geregelt ist;

    2. für die Führung der Buchhaltungs- und Steuergeschäfts des Arztes.

(3) Der nachgeordnete ärztliche Dienst wird dem Arzt nur in dem Umfang zur Verfügung gestellt, wie dessen Einsatz im Rahmen der gesetzlichen und vertraglichen Bestimmungen zulässig und ohne Beeinträchtigung der Versorgung der stationär aufgenommenen Patienten möglich ist.

(4) Die Verpflichtung des Krankenhausträgers, dem Arzt für seine Nebentätigkeit Personal des Krankenhauses zur Verfügung zu stellen, ruht – unbeschadet der in Abs. 3 genannten Bestimmungen - im Fall der Arbeitsunfähigkeit des Arztes mit Beginn der 7. Woche der Arbeitsunfähigkeit. Das Gleiche gilt für die Zurverfügungstellung von Räumen, Einrichtungen und Materialien.

1. Alternative
(Vomhundertsatz der Liquidationseinnahmen und DKG-NT Band I)

§ 2
Nutzungsentgelt

(1) Der Arzt hat dem Krankenhausträger mindestens die dem Krankenhaus durch seine Nebentätigkeit entstehenden Kosten zu erstatten, insbesondere

1. die Personalkosten,
2. die Kosten der Nutzung von Räumen, Einrichtungen und Geräten,
3. die sonstigen Sachkosten im betriebswirtschaftlichen Sinn, einschließlich der Kosten der Verbrauchsmaterialien.

(2) Zu den Personalkosten gehören neben den Bruttogehaltsbezügen auch der Wert etwaiger Sachbezüge sowie Arbeitgeberanteile zur Sozialversicherung und Zusatzversorgung, Beihilfen, Trennungsentschädigung u.ä.

(3) Das Nutzungsentgelt für die Inanspruchnahme des ärztlichen Dienstes (wie Stellvertreter bei Urlaub, Krankheit und bei sonstiger Abwesenheit des Arztes sowie für die Arztschreibkraft) bei der Erbringung von ärztlichen Leistungen wird pauschaliert. Der Arzt erstattet insoweit ___ % der Bruttoliquidationseinnahmen[2] aus dem Nebentätigkeitsbereich.

Zahlungen an nachgeordnete Ärzte, sonstige Zuwendungen an nachgeordnete Ärzte und Leistungen an Dritte dürfen von der Bemessungsgrundlage (Bruttoliquidationseinnahmen) nicht abgezogen werden.

(4) Für die Inanspruchnahme von nichtärztlichem Personal, Räumen, Einrichtungen, Materialien (ausgenommen die in Abs. 6 Genannten) zur Erbringung ärztlicher Leistungen, die nach GOÄ bzw. der UV-GOÄ abgerechnet werden, erstattet der Arzt die im Sinne des § 3 der ATB zum DKG-NT Band I/BG-T entstandenen Kosten mit den Sätzen der Spalte 5 des DKG-NT Band I/BG-T in der jeweils gültigen Fassung.

Nutzungsverträge

Für die Inanspruchnahme von nichtärztlichem Personal, Räumen, Einrichtungen, Materialien (ausgenommen die in Abs. 6 Genannten) zur Erbringung ärztlicher Leistungen, die nach BMÄ/E-GO abgerechnet werden, erstattet der Arzt ___ % der Bruttoliquidationseinnahmen.[3]

(5) Der Arzt stellt den Bürobedarf (Briefpapier, Schreibmateria , Vordrucke, Postwertzeichen, Fernsprecher u.ä) selbst.

(6) Der Arzt ist berechtigt, im Rahmen seiner ärztlichen Tätigkeit die Verbrauchsmaterialien aus den Beständen des Krankenhauses zu entrehmen. Er ist verpflichtet, dem Krankenhausträger alle Kosten für Verbrauchsmaterialien zu erstatten, die bei der Erbringung ärztlicher Leistungen anfallen, soweit diese nicht bereits mit der Kostenrechnung nach Abs. 4 abgegolten sind. Die Erstattung entfällt, wenn das Krankenhaus von Dritten Ersatz erhält.[4]

Der Arzt ist verpflichtet, das Personal zu informieren und entsprechend anzuweisen.

Alternative:

Als grundsätzliche Alternative zu Abs. 6 bietet sich im Einzelfall folgende Fassung an:

„Der Arzt ist verpflichtet, die bei ärztlichen Leistungen anfallenden Verbrauchsmaterialien, die nicht mit den Gebühren abgegolten sind (z.B. Sprechstundenbedarf, Einzelrezeptur für Arznei-, Kontrastmittel, Verbandstoffe, radioaktive Stoffe u.ä.), auf eigene Rechnung zu besorgen und getrennt von den Materialien des Krankenhauses vorrätig zu halten.

Soweit Materialien nach Satz 1 aus den Beständen des Krankenhauses entnommen werden, sind sie unverzüglich in natura zu ersetzen oder dem Krankenhaus die Kosten zu erstatten. Soweit das Krankenhaus einen Kostenausgleich für diese Materialien anderweitig unmittelbar erhält[5], entfällt insoweit eine Erstattung durch den Arzt.

Der Arzt ist verpflichtet, das Personal zu informieren und entsprechend anzuweisen."

(7) Für die nichtstationäre Gutachtertätigkeit, die nicht nach der GOÄ/UV-GOÄ bzw. BMÄ/EGO abgerechnet werden, erstattet der Arzt ___ % der Bruttoliquidationseinnahmen.[6]

(8) Vorteilsausgleich[7]

2. Alternative
(Vomhundertsatz der Liquidationseinnahmen)

§ 2
Nutzungsentgelt

(1) Der Arzt hat dem Krankenhausträger mindestens die dem Krankenhaus durch seine Nebentätigkeit entstehenden Kosten zu erstatten, insbesondere

 1. die Personalkosten,
 2. die Kosten der Nutzung von Räumen, Einrichtungen und Geräten,
 3. die sonstigen Sachkosten im betriebswirtschaftlichen Sinn, einschließlich der Kosten der Verbrauchsmaterialien.

(2) Zu den Personalkosten gehören neben den Bruttogehaltsbezügen auch der Wert etwaiger Sachbezüge sowie Arbeitgeberanteile zur Sozialversicherung und Zusatzversorgung, Beihilfen, Trennungsentschädigung u. ä.

(3) Das Nutzungsentgelt für die Inanspruchnahme des ärztlichen Dienstes (wie Stellvertreter bei Urlaub, Krankheit und bei sonstiger Abwesenheit des Arztes sowie für die Arztschreibkraft) und für die Inanspruchnahme von nichtärztlichem Personal, Räumen, Einrichtungen, Materialien (ausgenommen die in Abs. 5 Genannten) zur Erbringung ärztlicher Leistungen wird pauschaliert. Der Arzt erstattet insoweit ___ % der Bruttoliquidationseinnahmen[8] aus dem Nebentätigkeitsbereich.

(4) Der Arzt stellt den Bürobedarf (Briefpapier, Schreibmaterial, Vordrucke, Postwertzeichen, Fernsprecher u.ä.) selbst.

(5) Der Arzt ist berechtigt, im Rahmen seiner ärztlichen Tätigkeit die Verbrauchsmaterialien aus den Beständen des Krankenhauses zu entnehmen. Er ist verpflichtet, dem Krankenhausträger alle Kosten für Verbrauchsmaterialien zu erstatten, die bei der Erbringung ärztlicher Leistungen anfallen, soweit diese nicht bereits mit der Kostenrechnung nach Abs. 3 abgegolten sind. Die Erstattung entfällt, wenn das Krankenhaus von Dritten Ersatz erhält.[9]

Der Arzt ist verpflichtet, das Personal zu informieren und entsprechend anzuweisen.

Nutzungsverträge

Alternative:

Als grundsätzliche Alternative zu Abs. 5 bietet sich im Einzelfall folgende Fassung an:

Der Arzt ist verpflichtet, die bei ärztlichen Leistungen anfallenden Verbrauchsmaterialien, die nicht mit den Gebühren abgegolten sind (z.B. Sprechstundenbedarf, Einzelrezeptur für Arznei-, Kontrastmittel, Verbandstoffe, radioaktive Stoffe u.ä.) auf eigene Rechnung zu besorgen und getrennt von den Materialien des Krankenhauses vorrätig zu halten.

Soweit Materialien nach Satz 1 aus den Beständen des Krankenhauses entnommen werden, sind sie unverzüglich in natura zu ersetzen oder dem Krankenhaus die Kosten zu erstatten. Soweit das Krankenhaus einen Kostenausgleich für diese Materialien anderweitig unmittelbar erhält[10], entfällt insoweit eine Erstattung durch den Arzt.

Der Arzt ist verpflichtet, das Personal zu informieren und entsprechend anzuweisen.

(6) Für die nichtstationären Gutachtertätigkeiten, die nicht nach der GOÄ/UV-GOÄ bzw. BMÄ/EGO abgerechnet werden, erstattet der Arzt ___ % der Bruttoliquidationseinnahmen[11].

(7) Vorteilsausgleich[12]

§ 3
Abrechnung ambulanter Nebentätigkeiten/
Abrechnung des Nutzungsentgelts

(1) Das Krankenhaus rechnet die dem Arzt gegenüber der KV zustehende Vergütung aus seiner vertragsärztlichen sowie aus sonstiger ambulanter ärztlicher Tätigkeit mit der KV ab.

(2) Das Krankenhaus zieht für den Arzt auch die übrigen diesem zustehenden Vergütungen aus ambulanter ärztlicher Tätigkeit ein.

(3) Das Krankenhaus rechnet die Vergütung auf der Grundlage der vom Arzt vorzulegenden und von ihm in Hinblick auf Vollständigkeit und Richtigkeit bestätigten Unterlagen ab. Die Bestätigung umfasst auch die Einhaltung der vertragsärztlichen Vorschriften sowie der Vorschriften für die Abrechnung der Leistungen aus sonstiger ambulanter ärztlicher Tätigkeit nach Abs. 1 und 2. Gläubiger der Forderung bleibt der Arzt. Das Krankenhaus übernimmt keine Gewähr für die Richtigkeit der Angaben.

(4) Das Krankenhaus zieht von den eingehenden Abrechnungsbeträgen das ihm nach § 2 des Nutzungsvertrages zustehende Nutzungsentgelt einschließlich des Verwaltungsaufwandes, der mit ___ v.H. der Bruttoliquidationseinnahmen[13] pauschaliert wird[14] ab. Die verbleibenden Beträge werden auf ein vom Arzt benanntes Konto überwiesen.

Beratungs- und Formulierungshilfe Chefarztvertrag

(5) Bis zur Schlussrechnung sind Abschlagszahlungen aus den eingehenden Vergütungen aus ambulanter Nebentätigkeit an den Arzt unter Berücksichtigung seiner Verpflichtung zur Entrichtung eines Nutzungsentgelts[15] nach § 2 des Nutzungsvertrages zu leisten.

(6) Abrechnungszeitraum für das Nutzungsentgelt ist das Kalenderjahr.

(7) Hinsichtlich der Vorlage- und Auskunftspflichten gilt § 259 BGB entsprechend. Die Rechenschaftspflicht besteht auch gegenüber den aufgrund gesetzlicher Vorschriften oder gegenüber den vom Krankenhausträger bestellten Prüfungseinrichtungen oder deren Beauftragten.

(8) Aus den Beständen des Krankenhauses entnommene Verbrauchsmaterialien gemäß § 2 Abs. 5[16] werden monatlich vom Krankenhaus in Rechnung gestellt und sind sofort zahlbar.

§ 4
Anpassungsklausel

Zeigt es sich, dass die Höhe der Erstattung zu § 2 Abs. 3 und 4[17] nicht der Höhe der Kosten aufgrund betriebswirtschaftlicher Kalkulationen entspricht, kann der Krankenhausträger mit einer Ankündigungsfrist von einem Monat, ohne dass es einer Kündigung dieses Vertrages bedarf, die Kostenerstattung aufgrund Kostenrechnung erheben.

Das Krankenhaus stellt die Kostenrechnung für den Abrechnungszeitraum auf. Diese richtet sich nach den Angaben aufgrund der Anlagen 1 und 2 zu diesem Vertrag, die Vertragsbestandteil sind. Soweit möglich, werden die Kosten im Nebentätigkeitsbereich direkt zugeordnet, im Übrigen nach verursachungsgerechtem Schlüssel verteilt. Soweit eine exakte Erfassung nicht möglich ist, erfolgt eine wirklichkeitsnahe Schätzung durch das Krankenhaus.

§ 5
Beendigung – Kündigung

(1) Dieser Vertrag endet, ohne dass es einer Kündigung bedarf, mit dem Erlöschen oder dem Widerruf der Nebentätigkeitserlaubnis.

(2) Dieser Vertrag kann mit einer Frist von 1 Monat zum Ende eines Kalendervierteljahres gekündigt werden.

(3) Dieser Vertrag kann ohne Einhaltung einer Kündigungsfrist gekündigt werden, wenn ein wichtiger Grund vorliegt.

§ 6
Ausschlussfrist und sonstige Bestimmungen

(1) Hat das Krankenhaus gemäß seinen Versicherungsverhältnissen den Nebentätigkeitsbereich des Arztes mitversichert, ist der Arzt verpflichtet, den auf die Nebentätigkeit entfallenden Prämienanteil dem Krankenhaus zu erstatten.[18]

(2) Ansprüche aus dem Nutzungsvertrag verfallen, wenn sie nicht innerhalb einer Ausschlussfrist von 12 Monaten nach Fälligkeit vom Arzt oder vom Krankenhaus in Textform geltend gemacht werden. Die Ausschlussfrist nach Satz 1 gilt nicht für

    a) Ansprüche aus vorsätzlicher Vertragsverletzung und

    b) Ansprüche aus vorsätzlicher unerlaubter Handlung.[19]

Für denselben Sachverhalt reicht die einmalige Geltendmachung des Anspruches aus, um die Ausschlussfrist auch für später fällig werdende Leistungen unwirksam zu machen.

§ 7
Schlussbestimmungen

Nebenabreden, Änderungen und Ergänzungen zu diesem Vertrag bedürfen zu ihrer Wirksamkeit der Schriftform; sie müssen ausdrücklich als Vertragsänderungen bzw. Vertragsergänzungen bezeichnet sein. Dies gilt auch für die Aufhebung dieser Schriftformklausel.[20]

_____, den _____
(Ort)

_____   _____
(Krankenhausträger)   (Arzt)

Beratungs- und Formulierungshilfe Chefarztvertrag

Anmerkungen

1 Sofern nachfolgend zur besseren Lesbarkeit die Diktion „Arzt" gebraucht wird, sind hierdurch alle Geschlechter mitumfasst.

2 Bruttoliquidationseinnahmen sind die Summe der tatsächlichen Zahlungseingänge beim Krankenhausträger oder bei Dritten abzüglich etwaiger Umsatzsteueranteile (z.B. Erbringung medizinisch nicht indizierter Leistung oder der Erstellung nicht stationärer Gutachten etc.). Alternativ könnte auch die Begrifflichkeit „Rechnungsbeträge" verwendet werden, wobei hier allerdings das Risiko eines Zahlungsausfalls besteht.

3 Siehe Anmerkung 2

4 Z.B. über Sprechstundenbedarfsregelungen

Die Gebührenordnungen im vertragsärztlichen Bereich (EBM = BMÄ und E-GO) unterscheiden zwischen Kosten für Materialien, die mit den Gebühren abgegolten sind, und Sprechstundenbedarf sowie Arzneimitteln, Verbandstoffen, Einmalartikeln u.a., die neben den Gebühren in natura zur Verfügung gestellt werden oder auf Einzelrezept zu verordnen sind.

Ob Sprechstundenbedarfsregelungen oder andere Erstattungsregelungen gelten, liegt nicht allein im Ermessen des Arztes und des Krankenhauses, sondern ist von den Regelungen zwischen den Kassenärztlichen Vereinigungen und den Krankenkassen oder deren Verbänden abhängig. Die tatsächlichen Abrechnungsmodalitäten sind vor Ort festzustellen und entsprechend zu vereinbaren.

5 Siehe Anmerkung 4

6 Siehe Anmerkung 2

7 Formulierungsvorschlag, wenn ein Vorteilsausgleich vereinbart werden soll:

„Darüber hinaus entrichtet der Arzt an den Krankenhausträger einen Vorteilsausgleich in Höhe von ___ % der Bruttoliquidationseinnahmen im Nebentätigkeitsbereich, unabhängig von der Kostenerstattung nach Abs. 1 ff. Zahlungen an nachgeordnete Ärzte sowie sonstige Zuwendungen an nachgeordnete Ärzte und Leistungen an Dritte dürfen von der Bemessungsgrundlage (Bruttoliquidationseinnahmen) nicht abgezogen werden."

8 Siehe Anmerkung 2

Nutzungsverträge

[9] Siehe Anmerkung 4

[10] Siehe Anmerkung 4

[11] Siehe Anmerkung 2

[12] Siehe Anmerkung 7

[13] Siehe Anmerkung 2

[14] Wenn ein Vorteilsausgleich vereinbart worden ist, bitte in Abs. 4 nach „... pauschaliert wird" und in Abs. 5 nach „... Nutzungsentgeltes" wie folgt ergänzen: „... und den vereinbarten Vorteilsausgleich".

[15] Siehe Anmerkung 14

[16] Ggf. Abs. 5, sofern die 2. Alternative (Vomhundertsatz der Liquidationseinnahmen) gewählt wurde.

[17] Ggf. nur Abs. 3, sofern die 2. Alternative (Vomhundertsatz der Liquidationseinnahmen) gewählt wurde.

[18] Dieser Absatz entfällt, wenn der Arzt bereits eine Haftpflichtversicherung für seine Nebentätigkeit abgeschlossen hat und dies nachweist. Es empfiehlt sich allerdings in solchen Fällen, folgende Regelung vorzusehen:

„Der Arzt hat den Bereich der Nebentätigkeit selbst versichert. Der Krankenhausträger ist jederzeit berechtigt, in den Versicherungsschein und die Versicherungsbedingungen Einblick zu nehmen.

Der Arzt wird seinen Versicherungsvertrag mit der _____-Versicherung zum nächsten Termin kündigen und den Ablauf der Versicherung 3 Monate vorher dem Krankenhausträger anzeigen. Der Krankenhausträger wird ab dem auf den Ablauf der Versicherung folgenden Tag die ärztliche Nebentätigkeit des Arztes (einschließlich der Gutachter- und Konsiliartätigkeit) in seine Haftpflichtversicherung einbeziehen. Der auf die Tätigkeit außerhalb der Dienstaufgaben entfallende Prämienanteil ist dem Krankenhausträger zu ersetzen."

[19] Nach § 309 Nr. 13 BGB ist bei Verträgen, die gesetzlich nicht notariell zu beurkunden sind, zur Geltendmachung von Ansprüchen aus dem Vertrag eine strengere Form als die „Textform" nunmehr unzulässig und daher unwirksam. Somit darf auch in vorformulierten Verträgen des Krankenhausträgers nicht mehr die

47

Schriftform für Erklärungen des Vertragspartners verlangt werden, sondern nur noch die Textform nach § 126b BGB. Diese lässt auch eine Erklärung mittels Fax oder E-Mail ausreichen.

Überdies haben der 8. und der 9. Senat des BAG in mehreren neueren Entscheidungen ihre Rechtsprechung, wonach das Fehlen einer Ausnahme der Ausschlussklausel für Ansprüche auf Vorsatzhaftung etc. unschädlich sei für die Zulässigkeit der Ausschlussfristklausel, aufgegeben (vgl. BAG, Urteile vom 18.09.2018 – 9 AZR 162/18, vom 26.11.2020 – 8 AZR 58/20 sowie vom 09.03.2021 – 9 AZR 323/20). Daher muss die Klausel zur Ausschlussfrist nunmehr entsprechende Ausnahmetatbestände enthalten.

[20] Aus Sicht des BGH in seinem Beschluss vom 25.01.2017 (Az.: XII ZR 69/16) stehe der Wirksamkeit einer solchen sog. „doppelten" Schriftformklausel bei formularmäßiger Vereinbarung grundsätzlich der Vorrang der Individualvereinbarung bzw. eine konkludente Vertragsänderung entgegen. Dies gilt es bei der Vereinbarung der Klausel zu berücksichtigen.

Anlagen zu den Nutzungsverträgen

Anlagen

Anlage 1

zum Nutzungsvertrag vom _____

mit Herrn/Frau Dr. _____

Erhebung der Inanspruchnahme in der Zeit vom _____ bis _____

1. An wieviel Wochentagen findet ambulante
   Sprechstunde statt? _____ Tage

2. Wieviel Stunden beträgt die tatsächliche Inanspruchnahme
   im Durchschnitt?

   a. von Räumen und Einrichtungen _____ Std./Tag

   b. von Arztschreibkräften

   ___ Personen à ___ Stunden = zus. _____ Std./Tag

   c. von Ärzten

   ___ Personen à ___ Stunden = zus. _____ Std./Tag

   d. von Krankenpflegepersonal

   ___ Personen à ___ Stunden = zus. _____ Std./Tag

   e. von sonstigem Personal

   ___ Personen à ___ Stunden = zus. _____ Std./Tag

Folgende Räume stehen zur Verfügung*

_____

_____

* Anzahl, Bezeichnung, Quadratmeter einzeln und gesamt.

Anlagen zu den Nutzungsverträgen

Anlage 2

zum Nutzungsvertrag vom _____

mit Herrn/Frau Dr. _____

Kostenberechnung   Kostenbasis 20 _____

	Kostenarten	Gesamtkosten	Anteil Ambulanz
1.	Vertretung durch Ärzte		
2.	Arztschreibkräfte		
3.	Pflegepersonal		
4.	Med.-techn. Dienst		
5.	Funktionspersonal Sprechstundenhilfe		
6.	Klinisches Hauspersonal Reinigung		
7.	Wirtschafts- und Versorgungsdienst		
8.	Technischer Dienst Instandhaltung soweit nicht 16.		
9.	Verwaltungsdienst		
10.	Sonstige Personalkosten		
11.	Medizinischer Bedarf Sprechstundenbedarf* Verbrauchsgüter		
12.	Wasser, Energie, Brennstoffe		

Übertrag

*   Soweit das Krankenhaus von Dritten Ersatz erhält (Kosten- oder Naturalersatz) oder der Arzt eigene Bestände vorhält, entfällt insoweit eine Erstattung.

Beratungs- und Formulierungshilfe Chefarztvertrag

Kostenarten	Gesamtkosten	Anteil Ambulanz
Übertrag von Seite 1		
13. Wirtschaftsbedarf Reinigung		
14. Verwaltungsbedarf Bürobedarf**		
15. Steuern, Abgaben, Versicherungen		
16. Instandhaltung		
17. Gebrauchsgüter Materialien, Utensilien soweit nicht 11.		

18. Abschreibung/Miete
  a. Räume
  b. Einrichtung		

Gesamtkosten		

** Die Kosten des Bürobedarfs sind nur zu berücksichtigen, soweit dieser ausnahmsweise aus den Beständen des Krankenhauses entnommen wurde.